Zwick • Hautzinger

Dem Leben wieder Farbe geben

Julia Zwick, Martin Hautzinger

Dem Leben wieder Farbe geben

Aktiv werden, Denkmuster verändern, Depressionen überwinden
Ein Selbsthilfebuch für Betroffene und Angehörige

Mit Online-Material

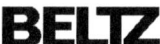

Anschrift der Autoren:
Dr. rer. nat. Julia Zwick, Dipl.-Psych.
Universität Tübingen
Fachbereich Psychologie
Schleichstr. 4
72076 Tübingen
E-Mail: julia.zwick@uni-tuebingen.de

Prof. Dr. Martin Hautzinger
Universität Tübingen
Fachbereich Psychologie
Schleichstr. 4
72076 Tübingen
E-Mail: martin.hautzinger@uni-tuebingen.de

Das Werk einschließlich aller seiner Teile ist urheberrechtlich geschützt. Jede Verwertung ist ohne Zustimmung des Verlags unzulässig. Das gilt insbesondere für Vervielfältigungen, Übersetzungen, Mikroverfilmungen und die Einspeicherung und Verarbeitung in elektronische Systeme.

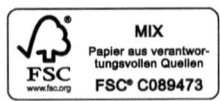

Dieses Buch ist erhältlich als:
ISBN 978-3-621-28496-7 Print
ISBN 978-3-621-28546-9 ePub

1. Auflage 2018

© 2018 Programm PVU Psychologie Verlags Union
in der Verlagsgruppe Beltz • Weinheim Basel
Werderstraße 10, 69469 Weinheim
Alle Rechte vorbehalten

Lektorat: Dagmar Kühnle Zerpa
Umschlagbild: istock © LauriPatterson
Illustrator: Boris Braun, Hamburg
Herstellung: Victoria Larson
Gesamtherstellung: Beltz Grafische Betriebe, Bad Langesalza
Printed in Germany
Weitere Informationen zu unseren Autoren und Titeln finden Sie unter:
www.beltz.de

Inhaltsübersicht

Einleitung		9
1	Was sind Depressionen?	13
2	Worin liegen die Ursachen einer Depression?	31
3	Wie kann ich mir selbst helfen?	39
4	Was Angehörige interessiert und wissen sollten	105
5	Ab wann sollte ich mir professionelle Hilfe suchen?	111
6	Zum Abschluss	135

Anhang 137
Adressen der depressionsspezifischen Netzwerke und der
Informationsstelle für Selbsthilfegruppen 139
Literaturempfehlung 140
Hinweise zum Online-Material 141
AB 1 Selbstbeobachtung bezüglich depressiver Symptome 142
AB 2 Fragen zum Thema Hoffnungslosigkeit 143
AB 3 Wochenplan 144
AB 4 Liste positiver Aktivitäten 145
AB 5 Aufbau befriedigender Aktivitäten auf verschiedenen
 Ebenen 148
AB 6 Gedankenprotokoll 149
AB 7 Meine Stärken und Ressourcen 150
AB 8 Erfolgstagebuch 151
AB 9 Selbstfürsorgeprotokoll 152
AB 10 Frühwarnsystem – Krankheitsverlauf 153
Literatur 154
Sachwortverzeichnis 155

Inhalt

Einleitung — 9

1 Was sind Depressionen? — 13
1.1 Symptome der Depression — 15
1.2 Abgrenzung normaler von krankhaften Stimmungsschwankungen — 18
1.3 Selbstbeurteilung — 21
1.4 Hoffnungslosigkeit — 23
1.5 Formen der Depression — 25
1.6 Wer ist besonders häufig betroffen? — 26
1.7 Kann eine Depression jeden treffen? — 28

2 Worin liegen die Ursachen einer Depression? — 31
2.1 Was macht mich empfänglich? — 31
2.2 Depression als Endstrecke einer längeren Entwicklung — 32
2.3 Auslöser depressiver Phasen — 34
2.4 Warum geht es nicht mehr bergauf? — 35

3 Wie kann ich mir selbst helfen? — 39
3.1 Wo Sie selbst ansetzen können — 40
3.2 Über Aktivierung raus aus der Depression — 41
3.3 Genießen erlernen — 51
3.4 Wenn alles zu viel wird: Umgang mit Überforderung — 63
3.5 Die Mischung macht's! — 78
3.6 Wie Sie Ihre Gedanken beeinflussen lernen — 81
3.7 Wie Sie Ihren Selbstwert stärken — 88
3.8 Depressionen vorbeugen – wie erkenne ich, wenn es wieder bergab geht? — 98
3.9 Unterstützung durch Netzwerke oder Selbsthilfegruppen — 102

4	Was Angehörige interessiert und wissen sollten	105
5	**Ab wann sollte ich mir professionelle Hilfe suchen?**	**111**
5.1	Argumente für eine professionelle Behandlung	111
5.2	Pharmakotherapie – notwendig oder nicht?	113
5.3	Psychotherapie – was bringt das und wie läuft das ab?	118
5.4	Kombinationsbehandlung – ab wann machen Psychotherapie *und* Medikamente einen Sinn?	128
5.5	Alternative Behandlungsformen	129
5.6	Warnung vor »Wunderheilern«	133
6	**Zum Abschluss**	**135**

Anhang		137
Adressen der depressionsspezifischen Netzwerke und der Informationsstelle für Selbsthilfegruppen		139
Literaturempfehlung		140
Hinweise zum Online-Material		141
AB 1	Selbstbeobachtung bezüglich depressiver Symptome	142
AB 2	Fragen zum Thema Hoffnungslosigkeit	143
AB 3	Wochenplan	144
AB 4	Liste positiver Aktivitäten	145
AB 5	Aufbau befriedigender Aktivitäten auf verschiedenen Ebenen	148
AB 6	Gedankenprotokoll	149
AB 7	Meine Stärken und Ressourcen	150
AB 8	Erfolgstagebuch	151
AB 9	Selbstfürsorgeprotokoll	152
AB 10	Frühwarnsystem – Krankheitsverlauf	153
Literatur		154
Sachwortverzeichnis		155

Einleitung

Sie haben sich diesen Ratgeber gekauft, mit dem Ziel, sich Hilfe im Umgang mit Depressionen zu holen und um sich über dieses Thema zu informieren. Eventuell sind Sie selbst betroffen und möchten wieder ein normales Leben führen, möchten aus dem dunklen »Grau« heraus und wieder »Farbe« in Ihr Leben bringen. Vielleicht ist aber auch einer Ihrer Angehörigen oder Freunde betroffen. Beides kann sehr belastend sein, zu großen Problemen im Alltag führen und bedarf je nach Stärke der Depression häufig einer professionellen Behandlung des Betroffenen.

Der Weg aus der Depression ist oft beschwerlich, kostet viel Energie und auch Mut zur Veränderung. Vielleicht haben Sie in dieser Hinsicht schon diverse Erfahrungen gemacht – eventuell haben Sie schon verschiedene Behandlungsansätze ausprobiert, die jedoch erfolglos blieben. Möglicherweise haben Sie aber auch Vorbehalte gegenüber einer medikamentösen oder psychotherapeutischen Behandlung und möchten sich nur ungern darauf einlassen und nicht selten gibt es auch Schwierigkeiten, überhaupt einen Therapieplatz zu erhalten.

Bei all den Schwierigkeiten möchten wir Ihnen jedoch Mut machen: Depressionen können in der Regel gut und erfolgreich behandelt werden – der Mehrzahl der Betroffenen gelingt es tatsächlich, ihre Depression zu überwinden, das Grau kann wieder zu bunten Farben werden! Resignieren Sie also noch nicht, sondern nehmen Sie den Pinsel in die Hand und mischen Sie selbst die Farben für Ihr Leben!

Dieses Buch soll Sie dazu befähigen, sich im Kampf gegen die Depression selbst zu helfen. Sicherlich ist dies nicht immer möglich, auch ersetzt es keine professionelle Behandlung an Stellen, an denen dies nötig wäre. Für noch nicht allzu stark ausgeprägte Depressionen bietet es jedoch eine Reihe von Strategien, die sich positiv auf Niedergeschlagenheit, Lustlosigkeit, fehlenden Antrieb und mangelnden Selbstwert auswirken können. Zudem erhalten Sie Informationen über Depressionen selbst sowie über die Möglichkeiten professioneller Hilfe, um bei Bedarf entsprechende Entscheidungen zu treffen.

So möchten wir Sie herzlich dazu einladen, die folgenden sechs Schritte zur Selbsthilfe gemeinsam mit uns zu gehen:

Schritt 1: Sich informieren und den eigenen Zustand beurteilen!
Im ersten Schritt ist es wichtig, dass Sie sich zunächst über Symptome und Erscheinungsformen der Depression informieren. Traurigkeit und Lustlosigkeit, Erschöpfungszustände, mangelnder Antrieb, Konzentrationsprobleme und Schlafstörungen sind normale Erfahrungen, die vermutlich schon jeder irgendwann einmal in seinem Leben erfahren hat. Treten sie über längere Zeit, in Kombination mit anderen depressionstypischen Auffälligkeiten auf oder werden in ihrer Ausprägung im Verlauf stärker, dann ist es sinnvoll, eine genauere Selbstbeurteilung durchzuführen. Dazu finden Sie Vorschläge und Möglichkeiten in Kapitel 1 dieses Buches. Beantworten Sie die dort formulierten Fragen und werten Sie Ihre Antworten aus. Erreichen Sie erhöhte Depressionswerte, dann gehen Sie weiter zu Schritt 2.

Schritt 2: Nicht abwarten, handeln!
Wenn bei Ihnen eine depressive Symptomatik festgestellt werden konnte, sollten Sie ins Tun kommen! Das ist sicherlich nicht immer einfach, da man sich gerade dann lieber zurückziehen und erst einmal abwarten möchte. Aber Rückzug und Abwarten, Resignation und Zaudern bringen nichts. Informieren Sie sich weiter, indem Sie alle Teile dieses Buches lesen. Sprechen Sie mit Angehörigen, mit Freunden und Bekannten, auch mit Ihrem vertrauten Arzt über die Depression. Entwickeln Sie die Bereitschaft für Veränderung, die in den folgenden Schritten auf Sie zukommen wird. Wenn Sie diese Veränderungen nicht alleine durchgehen möchten, bitten Sie vertraute Personen darum, Sie dabei zu unterstützen.

Schritt 3: Genau hinschauen, selbst beobachten!
Bevor wir ein Problem beheben, sollten wir es zunächst genauer unter die Lupe nehmen. So wird zum Beispiel ein nicht funktionierender Automotor zunächst genau inspiziert, bevor er repariert wird. Das heißt: Beobachten Sie sich genau und analysieren Sie die Zusammenhänge. Es ist wichtig zu erkennen, was einem auf die Stimmung schlägt oder den Antrieb nimmt, was einem zu viel ist und einen überfordert.

Auch ist es wichtig herauszufinden, was man persönlich als angenehm und genussvoll empfindet, was einen entlastet und Auftrieb gibt. Nur dann kann man Veränderungen einleiten.

Schritt 4: Langsam beginnen, nicht unter Druck setzen!
Jede Veränderung ist anstrengend – für depressive Menschen gleich doppelt und dreifach. Veränderungen brauchen Zeit und erfordern Geduld. Erinnern Sie sich z. B. daran zurück, wie Sie einst Fahrradfahren gelernt haben, wie viele Male Sie zu Beginn vielleicht noch gestürzt sind und doch immer wieder auf das Fahrrad aufgestiegen sind. Rückschläge und Misserfolge sind normal. Aufgeben bringt uns nicht weiter, führt uns nicht ans Ziel. Lieber zehnmal neu anfangen, als nach dem ersten Rückschlag bzw. Misslingen aufgeben. Bearbeiten Sie schrittweise und systematisch die Empfehlungen und Ratschläge dieses Buches. Gehen Sie zu früheren Kapiteln zurück, wenn es nicht funktionieren will oder sprechen Sie mit vertrauten Personen darüber. Vielleicht werden Sie im Verlauf aber auch feststellen, dass Sie mit einzelnen Strategien trotz wiederholten Ausprobierens nicht wirklich weiterkommen. Auch das ist normal. Nicht jede Strategie eignet sich gleichermaßen für jeden Menschen. In diesem Fall sollten Sie »aufgeben«, das heißt, diese Sache sein lassen und einen anderen Weg einschlagen, indem Sie andere Strategien ausprobieren, die für Sie vielleicht besser funktionieren. Sollten Sie dennoch merken, dass Sie alleine nicht weiter kommen, dann bitten Sie Angehörige oder Freunde um Hilfe. Scheuen Sie sich vor allem nicht davor, sich auch professionelle Unterstützung zu holen. Tipps und Informationen hierzu finden Sie in Kapitel 5.

Schritt 5: Tun, handeln, ausprobieren!
Veränderungen der Depressivität, der Schuldgefühle, der Antriebslosigkeit, der Selbstzweifel gelingen nur durch aktives Tun. Nur durch neues Handeln und neues Denken können sich neue Erfahrungen bilden. Dabei ist es jedoch wichtig, sich nicht zu überfordern. Es geht vielmehr darum, das neue Verhalten, das neue Denken, die neue Struktur im Alltag zu erproben. Die Anleitungen und Hilfen hierfür finden Sie ab Kapitel 3. Dieser Schritt gehört zu den wichtigsten auf Ihrem Weg zur Selbsthilfe. Er ist nicht schnell erledigt, sondern muss

immer wieder, kontinuierlich mit den in Kapitel 3 erlernten Strategien zur Anwendung kommen. Geben Sie nicht auf! Halten Sie durch!

Schritt 6: Sich selbst loben und sich loben lassen!
Dieser Schritt ist eigentlich auch Teil aller anderen Schritte. Nur, wenn man zarte Pflanzen und Sprösslinge regelmäßig gießt, wachsen sie zu einer starken Pflanze heran. Sie brauchen regelmäßige Pflege und Zuwendung. Ebenso brauchen Sie selbst, gerade in der jetzigen Situation, Zuwendung und »Pflege«. Viele Depressive sind sehr geschickt darin, sich selbst zu kritisieren, zu beschimpfen, sogar zu bestrafen. Es ist jedoch wichtig, sich selbst zu loben und jede kleine Leistung bzw. Veränderung anzuerkennen. Da andere das nicht tun, müssen wir es selbst tun. Das hat nichts damit zu tun, eingebildet oder arrogant zu sein, sondern bildet eine wichtige Grundlage für ein gesundes Selbstwertgefühl. Von Freunden und Angehörigen kann man sich jedoch auch Lob einfordern (»Habe ich das nicht gut hinbekommen?«). Was soll schon Schlimmes passieren, wenn Sie das tun? Sie können nur gewinnen. Lob und Anerkennung ist vor allem wichtig, um auf dem Weg der Veränderung weitergehen zu können. Sie brauchen die Bestätigung, dass die neuen Verhaltens- und Denkweisen gut und richtig sind. Dies bietet Orientierung und kann Ihnen dabei helfen, die Depression zu überwinden.

1 Was sind Depressionen?

Beginnen wir nun mit Schritt 1, der Information über Depressionen. Hier gehen wir auf Themen ein wie z. B.: Was sind typische Symptome? Wie sind normale von behandlungsbedürftigen Stimmungsschwankungen zu unterscheiden und wie kann ich das beurteilen? Welche Formen von Depression gibt es?

»Ich fühle mich gerade mies«, »bin total verzweifelt!« oder »da war ich voll depressiv« sind beispielhafte Aussagen, die wir häufig im Alltag von unseren Freunden und Bekannten und nicht ausschließlich in psychiatrisch-psychotherapeutischem Umfeld zu hören bekommen. Würde man diese Aussagen wörtlich nehmen, so müsste fast jeder schon einmal an einer Depression erkrankt gewesen sein. Tatsächlich sind glücklicherweise aber weitaus weniger von einer klinisch relevanten Depression betroffen, welche einer Behandlung bedarf. Wie wir später sehen werden, gibt es *die* Depression nicht, sondern viele verschiedene Erscheinungsformen, wodurch die Diagnosestellung häufig erschwert ist. Die beiden Beispiele im folgenden Kasten zeigen, wie unterschiedlich sich Depressionen bei verschiedenen Personen bemerkbar machen können. Klara und Harald werden uns von nun an durch das Buch begleiten. Sie sollen als Modelle für die einzelnen Strategien dienen, um Ihnen so die Schritte zur Selbsthilfe zu vereinfachen.

> **Beispiel**
>
> Klara, 22, berichtet, dass sie das erste Mal bemerkt habe, dass etwas nicht mit ihr stimmt, als sie sich im ersten Semester ihres Jurastudiums befand. Sie war damals knapp 500 km entfernt von ihrem Heimatort zum Studium in eine neue Stadt gezogen. Die Loslösung von Zuhause, ihrer Familie und ihren Freunden, sei ihr sehr schwer gefallen. Neue Kontakte habe sie nur vereinzelt in den Uni-Veranstaltungen geknüpft, sei jedoch weitestgehend isoliert gewesen. Dazu sei eine Reihe von Anforderungen aus dem Stu-

dium auf sie zugekommen, die sie immer stärker überfordert hätten. Für die Hausarbeiten am Ende des Semesters habe sie Nächte lang durchgemacht, sei gleichzeitig jedoch sehr unproduktiv gewesen und hätte sich immer schlechter konzentrieren können. All ihre Gedanken seien wie gegen eine Wand gelaufen. Trotz zunehmender Erschöpfung habe sie sich immer wieder an die Arbeit gesetzt, habe aber trotz starker Müdigkeit irgendwann nicht mehr richtig schlafen können, was ihre Leistungsfähigkeit weiter massiv beeinträchtigt habe. Sie habe sich gefühlt wie eine Versagerin, die nicht fähig sei zu studieren und es nie schaffen würde, das Semester geschweige denn das Studium zu bewältigen. Zu dieser Zeit sei sie auch nicht mehr nach Hause gefahren, habe keine Lust mehr gehabt, dort ihre Freunde zu treffen, auf die sie sich eigentlich immer sehr gefreut habe. Gegenüber ihren Eltern habe sie sich sehr schuldig gefühlt, dass diese ihr das Studium finanzieren und sie nicht einmal in der Lage sei, einen Nebenjob anzunehmen. Tagelang habe sie nichts mehr für sich gekocht, da sie weder die Kraft hierzu, noch den Appetit hatte – obwohl Kochen schon immer eines ihrer großen Hobbys war. Alles, was ihr einst Freude gemacht habe, wurde irgendwie egal und nur noch anstrengend.

Harald, 64, berichtet, dass er »diese Tiefphasen« bereits seit seinen 20er-Jahren kenne. Zuletzt habe er eine solche Phase durchlebt, kurz nachdem er aus seinem Beruf als Lehrer ausgeschieden sei. Nach einem jahrelang sehr geregelten Tagesablauf sei er dann plötzlich vor dem »Nichts« gestanden. Seine etwas jüngere Frau war damals noch berufstätig, sodass er tagsüber weitestgehend alleine gewesen sei. Er habe nichts mit sich anfangen können. Dinge, die er angefangen habe, wie verschiedene Arbeiten in seinem Garten, habe er nicht zu Ende geführt. Starke Rückenbeschwerden seinen noch hinzugekommen. Er wurde zunehmend unzufrieden, gereizt und dünnhäutig. Daher kam es abends immer wieder zu Konflikten mit seiner Frau. Gespräche seien immer wieder im Sande verlaufen, da er immer einsilbiger wurde. Er habe sein Leben zunehmend als sinnlos erachtet, sich leer gefühlt und

> beim Autofahren immer wieder darüber nachgedacht, dass es kein großer Verlust, ja sogar eine Erleichterung für sein Umfeld wäre, wenn er jetzt einfach gegen den nächsten Pfeiler rasen würde. Als er diesen Gedanken gegenüber seiner Frau geäußert habe, rief diese sofort den behandelnden Psychiater an, der Harald schließlich in eine Klinik einwies.

Sowohl bei Klara als auch bei Harald konnte eine depressive Störung diagnostiziert werden, wenngleich sich die Erkrankung bei beiden unterschiedlich darstellte.

1.1 Symptome der Depression

Eine Depression kann sehr unterschiedliche Erscheinungsbilder haben und ist manchmal schwer festzustellen bzw. von anderen Erkrankungen abzugrenzen. Dennoch lassen sich die folgenden typischen Symptome einer Depression benennen, die in verschiedener Weise und Ausprägung bei den Betroffenen auftreten können. Dabei handelt es sich nicht nur um psychische Aspekte, auch körperliche Beschwerden können im Rahmen depressiver Erkrankungen auftreten. Ein bekannter Psychiater hat es stark verkürzt einmal auf die Formel gebracht, dass typisch für eine Depression die negative Sicht der eigenen Person, die negative Sicht der Umwelt und die negative Sicht der Zukunft sei. Das ist sicherlich richtig, doch ist dies beschränkt auf die so genannte »kognitive Symptomatik«, d. h. Beschwerden, die vor allem die Art und Weise unsers Denkens betreffen (s. u. »kognitive Beschwerden«). Das Spektrum, in dem Beschwerden auftreten können und wie diese sich äußern, ist breit:

▶ Emotionale Beschwerden:
- Niedergeschlagenheit
- Traurigkeit
- Gefühl der inneren Leere
- Freudlosigkeit
- Verzweiflung

- Schuldgefühle
- Gefühle der Wertlosigkeit
- Gesteigerte Reizbarkeit
- Ängste
▶ Motivationale Beschwerden:
- Interessenverlust
- Antriebslosigkeit
- Entscheidungsunfähigkeit
- Lebensüberdruss bis hin zu Selbstmordgedanken
▶ Kognitive Beschwerden:
- Konzentrationsprobleme
- Gedächtnisschwäche
- Pessimismus
- Hoffnungslosigkeit
- Hilflosigkeit
- Selbstvorwürfe, Selbstzweifel
- Sorgen um die eigene Zukunft, Gesundheit, eigene Fähigkeiten
▶ Motorische Beschwerden:
- Allgemeine Verlangsamung bis hin zur Hemmung
- Inaktivität
- Erhöhte Ermüdbarkeit
- Unruhe, Erregung
- Spannungsarme Körperhaltung
- Eingeschränkte, starre Gestik und Mimik (meist trauriger Gesichtsausdruck)
▶ Körperliche Beschwerden:
- Energielosigkeit
- Schlafstörungen
- Appetitlosigkeit oder Frustessen
- Gewichtsabnahme oder -zunahme
- Sexuelle Funktionsstörungen
- Druck- und Engegefühl in der Brust
- Herz-Kreislauf-Beschwerden
- Schmerzen, v. a. im Kopf- und Bauchbereich
- Magen-/Darmbeschwerden

▶ Zwischenmenschliche Beschwerden:
 – Sozialer Rückzug
 – Einschränkung kommunikativer und sozialer Fertigkeiten (z. B. eigene Bedürfnisse durchsetzen, sich abgrenzen, angemessener Ausdruck von Gedanken und Gefühlen, Blickkontakt halten, aufrechte Körperhaltung)

In schweren Fällen bzw. Phasen kann es auch zu psychotischem Erleben innerhalb der depressiven Phase kommen. Das bedeutet, dass der Betroffene z. B. Wahnideen aufweist, also fest von einem Sachverhalt überzeugt ist, der von seiner Umgebung jedoch nicht als der Realität entsprechend wahrgenommen wird. Bei depressiven Patienten handelt es sich dabei oft um die feste Annahme, zu verarmen, an einer unheilbaren Krankheit zu leiden oder so große Schuld auf sich geladen zu haben, die nicht wieder gut zu machen ist. Selten kann es zu Halluzinationen kommen, hierbei hören Betroffene häufig sie beschimpfende Stimmen.

Das schwierige an der Vielzahl der eben geschilderten depressiven Symptome ist, dass jedes einzelne Symptom auch Bestandteil einer anderen Erkrankung sein kann. Beispielsweise können sexuelle Funktionsstörungen auch im Rahmen einer Diabetes-Erkrankung auftreten oder Ängste im Zusammenhang mit einer Angststörung. Gleichzeitig sind einzelne der hier aufgeführten Symptome nicht sofort als »krankhaft« zu betrachten, sondern in gewissen Situationen völlig normal. Beispielsweise wäre es ganz natürlich, wenn eine Person nach einer Trennung von ihrem geliebten Partner mit Traurigkeit und Appetitlosigkeit oder auch mit Antriebslosigkeit reagiert. Es ist daher wichtig, ganz genau hinzuschauen und festgestellte Symptome und Stimmungen zu hinterfragen – z. B. wie häufig und mit welcher Dauer treten sie auf? In welchem Zusammenhang und mit welcher Stärke? Welche Stimmungsschwankungen sind normal und wann werden sie problematisch?

1.2 Abgrenzung normaler von krankhaften Stimmungsschwankungen

Normale Stimmungsschwankungen. Grundsätzlich sind Stimmungsschwankungen etwas völlig Normales. Wir reagieren auf äußere (z. B. Verluste, Konflikte mit einem Freund oder Geburt eines Kindes) und innere Ereignisse (z. B. Hormonschwankungen, belastende Erinnerungen), indem wir z. B. traurig, freudig, enttäuscht oder wütend gestimmt sind. Diese Stimmungen haben meist eine bestimmte Funktion, sodass es gut (d. h. gesund) ist, emotional zu reagieren. Beispielsweise hilft Ärger, eigene Grenzen aufzuzeigen, Trauer hingegen ist wichtig, um sich von jemandem oder von etwas zu lösen. In der Regel gehen diese »gesunden Stimmungsschwankungen« nach einer gewissen Zeit wieder zurück bzw. lösen sich auf, sobald das entsprechende Ereignis bewältigt oder beendet ist. Angenommen also, eine Person ist traurig über einen bestehenden Konflikt mit ihrem Partner oder ihrer Partnerin, dann löst sich die Traurigkeit normalerweise wieder auf, nachdem der Konflikt überwunden ist.

Behandlungsbedürftige Stimmungsschwankungen. Stimmungsschwankungen werden dann klinisch relevant, z. B. in Form einer depressiven Episode, wenn das Gefühl der Niedergeschlagenheit, der Traurigkeit oder der inneren Leere länger anhält, sich nicht abschütteln lässt und ständig präsent ist. Von einer depressiven Episode sprechen wir dann, wenn über mindestens zwei Wochen täglich und fast den ganzen Tag die Niedergedrücktheit anhält. Hinzu kommt, dass es nicht nur zu einer Stimmungsveränderung kommt, sondern auch bestimmte Aspekte unseres Verhaltens und Denkens verändert sind, wenn wir uns beispielsweise nicht mehr richtig konzentrieren können oder uns zunehmend von unserem sozialen Umfeld zurückziehen.

Neben der zeitlichen Dauer (zwei oder mehr Wochen) kommt hinzu, dass eine bestimmte Anzahl an Symptomen vorhanden sein muss, um eine Depression zu diagnostizieren. Diese Diagnosekriterien sind von der Weltgesundheitsorganisation (WHO) festgelegt und werden im folgenden Kasten dargestellt.

Diagnosekriterien einer depressiven Episode
Von den folgenden drei Hauptsymptomen einer Depression müssen mindestens zwei zeitgleich vorliegen:
(1) Depressive Stimmung in einem für den Betroffenen deutlich ungewöhnlichen Ausmaß
(2) Interessen- oder Freudeverlust an Aktivitäten, die gewöhnlicherweise als angenehm erlebt werden
(3) Verminderter Antrieb oder gesteigerte Ermüdbarkeit

Je nach Schweregrad der depressiven Episode müssen zudem einige (zumindest eines) der folgenden Symptome während desselben Zeitraums täglich vorhanden sein:
(1) Verlust des Selbstvertrauens oder Selbstwertgefühls
(2) Unbegründete Selbstvorwürfe oder ausgeprägte, unangemessene Schuldgefühle
(3) Wiederkehrende Gedanken an den Tod oder an Selbstmord oder suizidales Verhalten
(4) Klagen über oder Nachweis eines verminderten Denk- oder Konzentrationsvermögens, Unschlüssigkeit oder Unentschlossenheit
(5) Psychomotorische Unruhe oder Hemmung
(6) Schlafstörungen jeder Art
(7) Appetitverlust oder gesteigerter Appetit mit entsprechender Gewichtsveränderung

Die Mindestzahl an Symptomen einschließlich von zwei der Hauptsymptome über zwei oder mehr Wochen beträgt daher vier. Wir sprechen von einer leichten Depression bei vier bis fünf Symptomen, von einer mittelschweren Depression bei sechs bis sieben Symptomen und von einer schweren Depression bei acht oder mehr Symptomen.

Abgrenzung depressiver Symptome zur Trauer. Treten depressive Symptome im Zusammenhang mit dem Tod einer nahestehenden, geliebten Person auf, dann gilt dies als sozial erwartet und in unserem Kulturkreis normal. Diese »Trauer« ist keine Krankheit, sie ist sogar wichtig, um diesen Verlust und die daraus hervorgehende neue Lebenssituation zu bewältigen. Während bei einer depressiven Episode eher eine durchgehende depressive Verstimmung und die Unfähigkeit, Glück und Freude wahrzunehmen, im Vordergrund stehen, treten im Rahmen einer Trauerreaktion verstärkt Gefühle von Leere und Verlust auf. In der Regel nimmt die Intensität der Trauer über Tage bis Wochen ab und tritt in Wellen von Trauerschmerz auf. Dies geschieht meist im Zusammenhang mit Gedanken oder Erinnerungen an die verstorbene Person. Erst wenn die Trauerreaktion über Monate (ab etwa zwei Monaten) unverändert anhält oder so stark ist, dass Gefühle der Wertlosigkeit, pessimistische oder selbstkritische Gedanken, völlige Antriebslosigkeit, tiefe Hoffnungslosigkeit, Suizidalität oder psychotische Symptome auftreten, gilt dies als krankhaft und damit behandlungsbedürftige Depression. Nicht jede Trauer ist jedoch automatisch gleichzusetzen mit einer depressiven Episode.

Abgrenzung zu Burn-out. Ein Burn-out ist meist das Ergebnis einer anhaltenden, unlösbaren beruflichen Belastung, bei der die täglichen Anforderungen die persönlichen Ressourcen und Kräfte des Betroffenen übersteigen. Bei einem Burn-out kommt es zu einer Erschöpfung, bei der sich der Betroffene emotional leer und körperlich völlig überfordert fühlt. Die Energie fehlt, die Stimmung ist gedrückt. Meist entwickelt sich eine distanzierte, zynische Einstellung zum Beruf. Der Betroffene ist unmotiviert und entzieht sich zunehmend seinen beruflichen Aufgaben. Hinzu kommt, dass sich Betroffene in ihrem Beruf unpassend und inkompetent fühlen, was häufig mit einem Verlust des Selbstbewusstseins einhergeht.

Eine offizielle Diagnose »Burn-out« gibt es bislang nicht. Einige der Burn-out-typischen Symptome lassen sich jedoch einer depressiven Störung zuordnen. Daher wird im Falle eines Burn-outs häufig die Diagnose einer Depression vergeben, bei der als Auslöser eine berufliche Überforderung angenommen wird. Kommt es hingegen aufgrund einer zeitlich begrenzten beruflichen Belastungssituationen zu Symptomen wie Angespanntsein, Schlafstörungen oder einem Erschöpfungsgefühl, die sich in Erholungsphasen wieder zurückbilden, handelt es sich nicht um einen Burn-out, sondern um eine ganz natürliche Stressreaktion.

1.3 Selbstbeurteilung

Vielleicht haben Sie nach den bisherigen Schilderungen zur depressiven Symptomatik bereits einen Verdacht, ob auch bei Ihnen oder Ihrem betroffenen Angehörigen eine depressive Störung vorliegen könnte. Der erste Schritt zu einem Arzt oder Therapeuten zur weiteren Abklärung fällt Betroffenen jedoch oft sehr schwer. Wir möchten Sie daher im Folgenden dabei unterstützen, zunächst selbstständig herauszufinden, ob es sich in Ihrem Falle tatsächlich um depressive Verstimmungen handelt oder ob eventuell doch etwas anderes dahintersteckt.

Im Kasten finden Sie einen kurzen Fragebogen (entnommen aus dem Gesundheitsfragebogen für Patienten, PHQ-D; Löwe et al., 2002), der erste Hinweise auf eine depressive Störung liefern kann. Gehen Sie die einzelnen Fragen durch und kreuzen Sie an, wie oft Sie sich in den letzten zwei Wochen durch die einzelnen Beschwerden beeinträchtigt gefühlt haben. Sie finden diesen Fragebogen auch in den Online-Materialien in Arbeitsblatt 1.

Wie oft fühlten Sie sich im Verlauf der *letzten 2 Wochen* durch die folgenden Beschwerden beeinträchtigt?

	Überhaupt nicht	An einzelnen Tagen	An mehr als der Hälfte der Tage	Beinahe jeden Tag
1. Wenig Interesse oder Freude an Ihren Tätigkeiten	0	1	2	3
2. Niedergeschlagenheit, Schwermut oder Hoffnungslosigkeit	0	1	2	3
3. Schwierigkeiten, ein oder durchzuschlafen oder vermehrter Schlaf	0	1	2	3
4. Müdigkeit oder Gefühl, keine Energie zu haben	0	1	2	3
5. Verminderter Appetit oder übermäßiges Bedürfnis zu essen	0	1	2	3

	Überhaupt nicht	An einzelnen Tagen	An mehr als der Hälfte der Tage	Beinahe jeden Tag
6. Schlechte Meinung von sich selbst; Gefühl, ein Versager zu sein oder die Familie enttäuscht zu haben	0	1	2	3
7. Schwierigkeiten, sich auf etwas zu konzentrieren, z. B. beim Zeitung lesen oder Fernsehen	0	1	2	3
8. Waren Ihre Bewegungen oder Ihre Sprache so verlangsamt, dass es auch anderen auffallen würde? Oder waren Sie im Gegenteil »zappelig« oder ruhelos und hatten dadurch einen stärkeren Bewegungsdrang als sonst?	0	1	2	3
9. Gedanken, dass Sie lieber tot wären oder sich Leid zufügen möchten?	0	1	2	3

Zählen Sie die Punktwerte der von Ihnen angekreuzten Antworten zusammen. Wenn Sie einen Summenwert von 10 Punkten oder mehr erreichen, deutet dies auf eine depressive Symptomatik hin. Sie sollten in diesem Fall Ihren Hausarzt oder einen Psychiater aufsuchen, der mit Ihnen eingehend Ihre derzeitige Lage bespricht, Sie berät und weitere diagnostische sowie gegebenenfalls therapeutisch notwendige Schritte einleiten wird.

! Eine Selbstbeurteilung ersetzt keine ausführliche Untersuchung durch eine Fachperson (Arzt, Psychotherapeut). Nur sie kann einschätzen, ob es sich tatsächlich um eine depressive Symptomatik im Rahmen einer depressiven Störung, um eine Begleiterscheinung einer anderen Erkrankung oder um eine Stressreaktion handelt, oder ob es sich um noch als gesund zu betrachtende, nicht behandlungsbedürftige Stimmungsschwankungen handelt.

1.4 Hoffnungslosigkeit

Ein wichtiges Thema im Zusammenhang mit Depressionen ist die Hoffnungslosigkeit. Dieser Verfassungszustand geht oft mit Depressionen einher, ist aber doch davon abzugrenzen. Hierbei handelt es sich nicht um eine eigenständige »Krankheit«, sondern um ein oft sehr quälendes Erleben. Dieses kann Teil einer Depression, aber auch anderer Erkrankungen sein. Betroffene sehen für sich und ihre Lage keine Hoffnung mehr auf Veränderung, Besserung, Ablenkung oder Hilfe. Es fällt ihnen schwer, in die Zukunft zu blicken, sie geben auf. Bei einigen Menschen nimmt dieser Zustand ein so gravierendes Ausmaß an, dass sie an den Tod oder an Selbsttötung denken.

Daher ist es wichtig, dieses Erleben bei sich zu erkennen, auch unabhängig von einer Depression. Mithilfe der folgenden Fragen (orientiert an Krampen, 1994) können Sie beurteilen, wie stark das Hoffnungslosigkeitserleben bei Ihnen ausgeprägt ist.

Bitte kreuzen Sie an, ob die folgenden Fragen auf Sie zutreffen oder nicht:

Frage Nr.			
1	Ich blicke mit Optimismus in die Zukunft.	☐ Ja	☐ Nein
2	Ich kann mir nicht vorstellen, wie mein Leben in fünf Jahren aussehen wird.	☐ Ja	☐ Nein
3	Ich bekomme nicht mehr, was ich will. Daher ist es Unsinn, überhaupt noch etwas zu wollen.	☐ Ja	☐ Nein
4	Das Leben wird mir noch viel mehr schöne Zeiten bringen als schlechte.	☐ Ja	☐ Nein
5	Ich setze viel Hoffnung in die Zukunft.	☐ Ja	☐ Nein
6	Ich habe keine Chance mehr.	☐ Ja	☐ Nein
7	Es bleibt mir noch genug Zeit, um die Sachen, die mir Spaß machen, zu tun.	☐ Ja	☐ Nein
8	Die Zukunft wirkt für mich düster und ungewiss.	☐ Ja	☐ Nein

Nehmen Sie sich Zeit, um die einzelnen Fragen durchzugehen und zu beantworten. Sie finden diesen Fragebogen auch in den Online-Materialien in Arbeitsblatt 2. Wenn Sie damit fertig sind, können Sie anhand der folgenden Tabelle die Auswertung vornehmen. Kreisen Sie hierzu einfach den jeweiligen Punktwert ein, den Sie bei den einzelnen Fragen erzielt haben und zählen Sie die Punkte zu einer Gesamtzahl zusammen:

Auswertung und Bedeutung der Antworten		
Frage Nr.	Ihre Antwort	Punkte
1	Ja	0
	Nein	1
2	Ja	1
	Nein	0
3	Ja	1
	Nein	0
4	Ja	0
	Nein	1
5	Ja	0
	Nein	1
6	Ja	1
	Nein	0
7	Ja	0
	Nein	1
8	Ja	1
	Nein	0
Gesamtzahl Punkte		

Das Ergebnis aus diesen Fragen bildet lediglich eine Art Stimmungsbarometer ab. Dennoch sollten Sie aufmerksam werden, wenn Ihre Gesamtzahl einen Wert über 3 Punkte erreicht. Dann ist die Gefahr hoch, dass Sie in einer Stresssituation mit einer »Kurzschlusshandlung« reagieren könnten. Sie sollten sich in diesem Fall jemandem anvertrauen, z. B. einem Angehörigen, einem Freund, einem vertrauten Nachbarn. Aber auch den Kontakt zu einem Arzt oder Psychotherapeuten zu suchen, wäre an dieser Stelle ratsam. Sie brauchen Hilfe!

1.5 Formen der Depression

Aufgrund der Vielfalt an Symptomen wissen Sie bereits, dass es nicht *die* eine Depression gibt. Dies gilt auch für ihre Verlaufsformen (s. Abb. 1.1), sie werden im Folgenden erläutert.

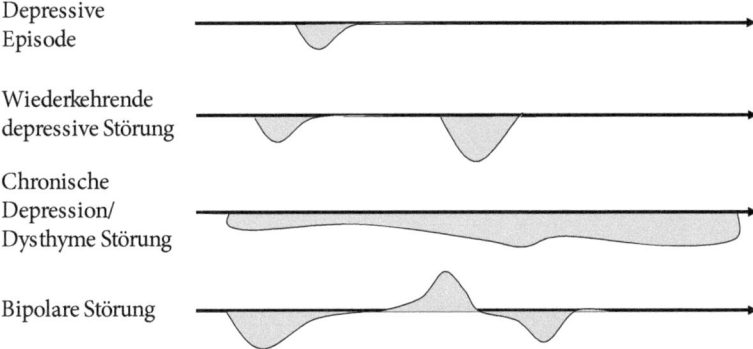

Abbildung 1.1 Verschiedene Verlaufsformen der Depression

Einzelne depressive Episode. Treten die oben genannten depressiven Symptome nur während einer einzigen mindestens zwei Wochen anhaltenden Phase auf, spricht man von einer einzelnen depressiven Episode.

Wiederkehrende depressive Störung. Die Mehrzahl der Betroffenen erlebt rezidivierende, das heißt wiederkehrende depressive Episoden. Das bedeutet, dass es nicht bei einer einzelnen Episode bleibt, sondern dass es nach Phasen, in denen man sich wieder ganz gesund fühlt, erneut zu depressiven Einbrüchen kommen kann. Da Rückfälle bei diesem Erkrankungsbild leider zur Regel gehören, ist es besonders wichtig, dass Betroffene lernen, wie sie mit solchen Phasen umgehen können, damit sie bei künftigen Phasen frühzeitig gegensteuern und somit eventuell nicht mehr ganz so schwer und lang betroffen sind.

Chronische Depression. Hält die depressive Episode mindestens zwei Jahre an, in denen höchstens kurze (nicht länger als etwa zwei Monate andauernde) Phasen normaler Stimmung auftreten, spricht man von einer chronisch depressiven Episode. Sind die Symptome nicht ganz so stark ausgeprägt wie bei einer depressiven Episode, jedoch ebenfalls für mindestens zwei Jahre anhaltend, handelt es sich um eine so genannte Dysthymie.

Bipolare Depression. Kommt es neben den depressiven Episoden auch zu zeitlich begrenzten manischen Phasen, spricht man von einer bipolaren Störung. In manischen Phasen erleben Betroffene ein starkes Hochgefühl, eine euphorische oder extrem reizbare Stimmung in Kombination mit Symptomen wie deutlich erhöhtem Tatendrang, risikofreudigem Verhalten (z. B. hohe Geldausgaben, sexuell freizügiges Verhalten), vermindertem Schlafbedürfnis sowie gesteigertem Selbstwertgefühl. Sind diese Phasen nicht ganz so stark ausgeprägt und führen zu keiner starken Beeinträchtigung, spricht man auch von einer Hypomanie.

Alle soeben geschilderten Störungen – ganz unabhängig von deren Verlauf – sind in erster Linie dadurch charakterisiert, dass es zu einer klinisch bedeutsamen Veränderung der Stimmungslage kommt. Hierbei wird häufig auch von Affekt gesprochen, weshalb man bei diesen Auffälligkeiten auch von affektiven Störungen spricht.

1.6 Wer ist besonders häufig betroffen?

Immer wieder wird von der »Volkskrankheit Depression« gesprochen. Sind tatsächlich so viele Menschen betroffen und sind manche Menschen eher dazu geneigt, an einer Depression zu erkranken? Mit diesen Fragen befasst sich auch die Forschung. In verschiedenen Studien konnte wiederholt gezeigt werden, dass die Zahl an depressiv erkrankten Menschen seit den letzten Jahrzehnten deutlich zunimmt. Nach den Angststörungen gehören depressive Störungen zu den häufigsten psychischen Erkrankungen. Die Wahrscheinlichkeit, im Laufe seines Lebens an einer depressiven Episode zu erkranken, liegt zwischen etwa 12 und 17%. Dabei sind verschiedene

Ursachen für die ansteigenden Zahlen denkbar: Einerseits können sie in den zunehmenden gesellschaftlichen Herausforderungen liegen. So herrscht bspw. an Schulen und im Beruf zunehmendes Leistungsdenken, die Aufgaben im beruflichen und privaten Bereich nehmen ständig zu, auch bestehen wachsende Unsicherheiten in Bezug auf die berufliche Zukunft. Sicherlich sind Ursachen aber auch darin zu sehen, dass das Bewusstsein für psychische Erkrankungen in unserer Gesellschaft wächst und Betroffene heutzutage eher dazu bereit sind, sich an entsprechende Fachleute zu wenden, als dies noch vor einigen Jahrzehnten der Fall gewesen ist.

Betroffene Altersgruppen. Depressive Erkrankungen treten in allen Altersstufen auf. Bei Personen im Alter von 50 bis 59 Jahren wird am häufigsten eine depressive Störung diagnostiziert. Gleichzeitig findet sich eine depressive Symptomatik, die jedoch nicht zu einer offiziellen, durch einen Fachmann gestellten Diagnose geführt hat, am häufigsten in der Altersgruppe zwischen 18 und 29 Jahren, während die 70- bis 79-Jährigen am seltensten betroffen sind. Häufig liegt der Beginn einer depressiven Erkrankung also schon vor dem 30. Lebensjahr, wird aber nicht immer als solche erkannt.

Geschlecht und Lebensumfeld. Frauen leiden im Laufe ihres Lebens etwa doppelt so häufig an einer depressiven Störung als Männer. Hierbei scheinen vor allem Frauen mit einem geringen sozioökonomischen Status ein hohes Erkrankungsrisiko aufzuweisen. Neben dem Geschlecht scheint auch der Wohnraum bzw. das Lebensumfeld eine Rolle zu spielen: So sind Menschen, die in großstädtischen Wohnorten leben, häufiger von einer Depression betroffen als solche, die in mittelstädtischen, ländlichen oder kleinstädtischen Regionen leben. Das könnte darin begründet sein, dass das Zusammenleben in Großstädten oft deutlich anonymer gestaltet ist als in ländlicheren, eher kleinstädtischen Regionen. Soziale Netzwerke und damit auch soziale Unterstützung lassen sich hier durch den direkten Kontakt mit Nachbarn, Verwandten, Bekannten etc. eher realisieren als in Großstädten. Ein weiterer Grund könnte darin liegen, dass das Leben in ländlicheren Regionen entschleunigter und damit vielleicht auch erholsamer abläuft als in Großstädten. Möglicherweise lassen sich aber auch deshalb mehr depressiv Erkrankte in Großstädten finden, da es dort meist eine bessere Versorgungsstruktur für psychische Erkrankungen gibt, diese Menschen also schlichtweg eher registriert werden als in ländlichen Regionen.

1.7 Kann eine Depression jeden treffen?

Auch wenn es bestimmte Gruppen von Menschen gibt, die eher an einer Depression erkranken, als andere, so kann es letztendlich jeden treffen. So können besonders einschneidende Ereignisse oder auch länger andauernde Zustände, wie z. B. der Tod des eigenen Kindes oder dauernde berufliche Überforderung oder auch Mobbing, zum Entstehen einer depressiven Episode beitragen. Depressionen sind oft durch äußere Einflüsse bedingt. Persönliche Faktoren wie Begabung, beruflicher Erfolg, gesellschaftliche Anerkennung, finanzieller Reichtum oder persönliches Glück stellen keineswegs einen ausreichenden Schutz vor dieser Erkrankung dar. So leiden bzw. litten eine Reihe berühmter und hoch kompetenter Personen an dieser Erkrankung, von denen man dies kaum vermutet hätte. Prominente Beispiele an Depression erkrankter Personen sind Künstler wie Edgar Allan Poe, Charly Chaplin, Marlon Brando, Elton John, Angelina Jolie oder Lady Gaga, geschichtliche Größen und Politiker wie Napoleon Bonaparte, Abraham Lincoln, Winston Churchill oder Willy Brandt, Wissenschaftler wie Charles Darwin oder Sigmund Freud sowie Sportler wie Robert Enke oder Sven Hannawald.

An den genannten Beispielen wird deutlich, dass an einer Depression zu erkranken keineswegs etwas mit bspw. Schwäche oder fehlender Disziplin zu tun hat. Es handelt sich hierbei um eine weit verbreitete, ernstzunehmende Erkrankung, die in den meisten Fällen einer speziellen Behandlung bedarf.

In diesem Kapitel haben Sie erfahren, wie sich eine Depression bemerkbar machen kann. Vielleicht haben Sie ja auch schon selbst für sich beurteilt, ob bei Ihnen (oder Ihrem Angehörigen) eine depressive Erkrankung vorliegt. Sollte dies der Fall sein, folgt nun Schritt 2 auf Ihrem Weg zur Selbsthilfe: Warten Sie nicht ab, werden

Sie aktiv und handeln Sie! Informieren Sie sich zunächst mithilfe der folgenden Buchkapitel weiter und scheuen Sie sich nicht, bei Bedarf das Gespräch mit Angehörigen, Freunden und Ihrem vertrauten Arzt zu suchen!

2 Worin liegen die Ursachen einer Depression?

Als Betroffener stellt man sich früher oder später die Frage »Warum gerade ich?« oder »Wo kommt denn das nur her?« Diese Frage ist insofern nicht einfach zu beantworten, da es nicht die eine, konkrete Ursache für depressive Erkrankungen gibt. Es ist vielmehr davon auszugehen, dass Depressionen durch das Zusammenspiel einer Vielzahl von Faktoren verursacht werden können.
Beobachten und verstehen. An dieser Stelle beginnen wir mit Schritt 3 auf Ihrem Weg zur Selbsthilfe: dem genauen Hinschauen, wo das »Problem begraben« liegt. Es gilt nun, für sich selbst ein persönliches Erklärungsmodell der Depression zu erarbeiten. Denn zu wissen, welche Faktoren hierzu beitragen, ist ein ganz wesentlicher Schritt auf dem Weg der Besserung. Nur wenn wir die Zusammenhänge über Auslösung und Aufrechterhaltung einer Depression verstehen, können wir auf sinnvolle Weise die nächsten Schritte gehen und das »Problem beheben«.

2.1 Was macht mich empfänglich?

Bestimmte Risikofaktoren machen einen Menschen für depressive Erkrankungen anfällig. Diese Faktoren werden als Vulnerabilität bezeichnet und bilden quasi den Nährboden dafür, dass sich zu einem späteren Zeitpunkt eine Depression entwickeln kann. Im folgenden Kasten finden Sie eine Reihe typischer Risikofaktoren, die dazu beitragen können, dass ein Mensch im Verlauf seines Lebens eine depressive Erkrankung entwickelt.

Risikofaktoren, die die Anfälligkeit für depressive Störungen erhöhen

▶ Genetische Faktoren: Familienangehörige oder Verwandte leiden ebenfalls unter affektiven Störungen.
▶ Biologische Auffälligkeiten: Ungleichgewicht bestimmter Botenstoffe im Gehirn (v. a. Serotonin und Noradrenalin). Diese Botenstoffe liegen dann in zu geringer Konzentration vor bzw. funktioniert die Übertragung zwischen Nervenzellen nicht richtig.
▶ Traumatische Erfahrungen in der Kindheit/Jugend: z. B. Erfahrungen von Gewalt, sexuellem Missbrauch oder emotionaler bzw. körperlicher Vernachlässigung, aber auch Verlusterfahrungen wie der Tod einer wichtigen Bezugsperson. Häufig sind diese Erlebnisse mit Gefühlen von Kontrollverlust und Hilflosigkeit verknüpft.
▶ Depressionsfördernde Persönlichkeitsmerkmale: z. B. ängstlich-unsichere Persönlichkeitsstruktur, emotionale Labilität, geringes Selbstwertgefühl, hohe Sensibilität, Introvertiertheit.
▶ Depressionsfördernde Einstellungen: z. B. überhöhte Anspruchshaltung, mangelnde Wertschätzung und Berücksichtigung eigener Bedürfnisse, Überzeugung, ungerecht behandelt zu werden bzw. Tendenz, andere Personen grundsätzlich als feindselig wahrzunehmen.

2.2 Depression als Endstrecke einer längeren Entwicklung

Zur Entwicklung einer Depression müssen viele Faktoren zusammen kommen, die auch oft über Jahre auf die betroffene Person einwirken. Die schon erwähnten Risikofaktoren lassen sich in verschiedene Gruppen zusammenfassen:

Physikalische Faktoren. Wir wissen, dass Lärm, Umweltbelastungen, zu wenig Licht oder Sonne, also »physikalische Faktoren«, eine Depressionsentwicklung einleiten können.

Biologische Faktoren. Auch »biologische Faktoren«, wie Genetik, Hormone, Immunsystem, Infektionen, Herz-Kreislauf-Erkrankungen, veränderte hirnorganische Netze und Zellverbände können Depressionen verursachen.

Psychologische Faktoren. »Psychologische Ursachen« betreffen Verluste, Frustrationen, traumatische Erfahrungen, Misshandlungen, pessimistische Einstellungen, Hilflosigkeit, fehlende Problemlöse- und Bewältigungsfertigkeiten, abhängige und ängstliche Persönlichkeit, Vermeidung und Rückzug.

Soziale Faktoren. Ungünstige finanzielle Verhältnisse, Zugehörigkeit zur unteren sozialen Schicht, Einsamkeit, wenig soziale Kontakte, Scheidung, Verwitwung sowie fehlende soziale Unterstützung stellen »soziale Ursachen« einer Depression dar.

Externe Faktoren. Chronischer Stress, ständige Überforderung und Belastung, Misserfolge, widrige berufliche Erfahrungen können als »externe Faktoren« eine depressive Entwicklung einleiten (mehr hierzu finden Sie im folgenden Abschnitt »Auslöser depressiver Phasen«).

Diese Ursachen und Hintergrundfaktoren führen dazu, dass es zu Veränderungen und Störungen im Hirnstoffwechsel und anderer mit dem Körper verbundenen Stoffwechselprozesse kommt. Bestimmte, bei uns allen im Gehirn vorkommende Neurotransmitter, wie z. B. das Serotonin, das Dopamin, das Glutamat, werden in ihrer Balance gestört und die für die Informationsweiterleitung wichtigen Rezeptoren werden verändert. Dies trifft vor allem bestimmte Hirnregionen und neuronale Systeme. Einige Bereiche sind plötzlich überaktiv, wie z. B. die Stressachse. Andere dagegen sind gebremst und zu wenig aktiv, beispielsweise das Verstärkungssystem. Damit ist der Weg frei für die Entstehung einer Depression (s. Abb. 2.1).

Dies ist eine vereinfachte Beschreibung sehr komplexer Vorgänge. Es ist leider fast unmöglich, für eine bestimmte Person konkret zu sagen, worin nun genau die »Ursachen« der sie betreffenden Depression liegen. Zu vielfältig und zu zahlreich sind die über Jahre gehenden Einflüsse. Aus der umfangreichen Forschung zu dieser Erkrankung wissen wir lediglich, dass bei einer Depression viele körperliche Prozesse und Aktivitäten des Gehirns gestört sind, die auf dem Hintergrund bestimmter, persönlicher Auslöser die unheilvolle Entwicklung einleiten bzw. die Depression aufrechterhalten.

In einer Psychotherapie beispielsweise können diese persönlichen Risikofaktoren jedoch in gemeinsamer Arbeit gesucht und bearbeitet werden. Natürlich kann man die Uhr nicht mehr zurückdrehen und Geschehenes, wie z. B. traumatische Erfahrungen, nicht ungeschehen machen. Mit psychotherapeutischer Hilfe ist es aber möglich, diese Erfahrungen zu verarbeiten und so die damit einhergehenden Belastungen zu reduzieren. Depressionsfördernde Einstellungen können hinterfragt und verändert, mangelnde Bewältigungsfertigkeiten hingegen aufgebaut werden. Medikamentöse Behandlungen können wiederum helfen, das biologische System zu stabilisieren, indem sie das Ungleichgewicht der oben genannten Botenstoffsysteme ausgleichen. Sie merken also, dass sich trotz »schwieriger Start- bzw. Ausgangsbedingungen« durchaus viel verändern lässt!

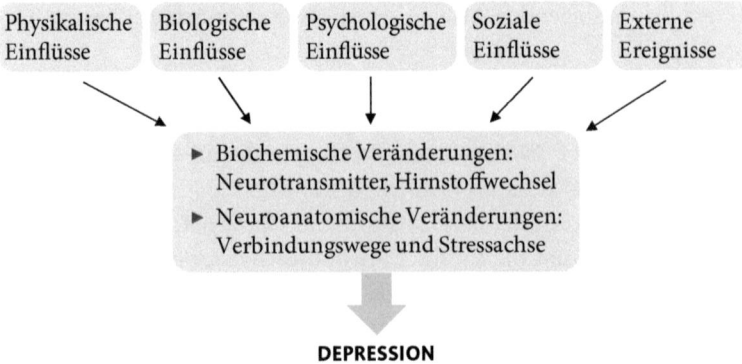

Abbildung 2.1 Depression als Endstrecke einer vielfältigen Entwicklung

2.3 Auslöser depressiver Phasen

Trotz Vorliegen der oben beschriebenen Risikofaktoren muss es nicht zum Ausbruch einer depressiven Erkrankung kommen. Dass dies doch passiert, setzt meist gewisse Auslöser, also externe Ereignisse voraus, die sich rückblickend meist recht kurzfristig, manchmal aber auch mit gewisser zeitlicher Verzögerung vor Ausbruch einer depressiven Episode identifizieren lassen. Diese Auslöser führen dazu, dass das »Fass zum Überlaufen« gebracht wird. Meist handelt es sich dabei um stressauslösende Situationen oder Belastungen. Im Kasten sind einige für Depressionen typische Schwellensituationen aufgeführt.

> **Belastungen, die eine Depression auslösen können**
> ▶ Konflikte: vor allem länger anhaltende, nicht lösbar erscheinende offene oder verdeckte Konflikte mit nahestehenden Personen (z. b. Partner oder Familienmitglieder) oder Personen, mit denen man viel Zeit gemeinsam verbringt (z. B. Arbeitskollegen, Nachbarn)
> ▶ Überforderung: Stress in Schule, Ausbildung/Studium oder am Arbeitsplatz
> ▶ Veränderung der sozialen Rolle/Lebenssituation: z. B. Berentung oder Arbeitslosigkeit, Veränderungen der Familiensituation wie Heirat, Geburt oder Auszug der Kinder, Umzug in einen neuen Ort
> ▶ Verlust eines Menschen durch Trennung oder Tod
> ▶ Soziale Isolation: z. B. durch den Umzug in eine fremde Umgebung, durch Verlust (Tod) von Angehörigen und Bekannten im höheren Alter
> ▶ Körperliche Erkrankungen: vor allem solche, die mit schwerwiegenden Funktionseinschränkungen (z. B. Parkinson) oder mit einer hohen Sterblichkeit verknüpft sind (z. B. Krebs).
> ▶ Bestimmte Jahreszeiten: Manche Betroffene leiden unter einer saisonal bedingten Depression, das bedeutet, dass depressive Symptome meist durch eine bestimmte Jahreszeit, vor allem Herbst und Winter, ausgelöst werden.

2.4 Warum geht es nicht mehr bergauf?

Betroffene haben oft das Gefühl, dass es ihnen mit jedem Tag schlechter geht, haben aber dennoch die Hoffnung, dass es doch irgendwann wieder besser wird. Sie ziehen sich daher immer mehr zurück und warten ab, dass eine bessere Stimmung und die Kraft für die alltäglichen Aufgaben zurückkommen. Es ist allerdings so, dass nur etwa jeder fünfte Betroffene innerhalb von ein bis zwei Monaten im Laufe seiner depressiven Phase eine spontane Besserung (Spontanremission) erfährt, das heißt, dass es zu einer deutlichen Besserung der depressiven Symptomatik kommt, ohne dass in diesem Zeitraum irgendeine Behandlung zur Anwendung kommt. Gleichzeitig wird eine Spontanremission umso unwahrscheinlicher, je länger die depressive Symptomatik anhält und nichts dagegen unternommen wird. Warten Sie also nicht ab, bis es von alleine wieder besser wird, sondern werden Sie aktiv!

Aufrechterhaltende Faktoren. Es scheint bestimmte Bedingungen zu geben, unter denen Depressionen aufrechterhalten bleiben, häufig auch noch, nachdem sich die auslösende Situation (z. B. eine Überforderung am Arbeitsplatz oder ein Konflikt) wieder entspannt hat. Oft erleben Betroffene dies wie eine Abwärtsspirale, die sich zu verselbstständigen scheint und sich immer weiter nach unten bewegt. Sie fühlen sich wie in einem Teufelskreis gefangen.

Um zu veranschaulichen, welche Faktoren hierbei zur Aufrechterhaltung oder gar Verschlimmerung der Symptomatik beitragen, dient das folgende Teufelskreismodell der Depression (s. Abb. 2.2). Dieses Modell verdeutlicht, dass ein durch depressive Stimmung, mangelnden Antrieb und Lustlosigkeit bedingter zunehmender Rückzug meist zu einer Verschlechterung der Stimmung beiträgt, da der Betroffene hierdurch auch weniger positive Erfahrungen, z. B. durch den Austausch mit Freunden, macht. Gleichzeitig fällt es den Betroffenen meist immer schwerer, anstehende Aufgaben und Pflichten zu erledigen, was zu immer mehr Versäumnissen und in der Folge zu verstärkten Schuldgefühlen bis hin zu Gefühlen von Wertlosigkeit oder gar lebensmüden Gedanken führen kann. Dies wiederum verstärkt die Depression noch weiter und so bewegt sich diese schlimme Spirale zunehmend nach unten.

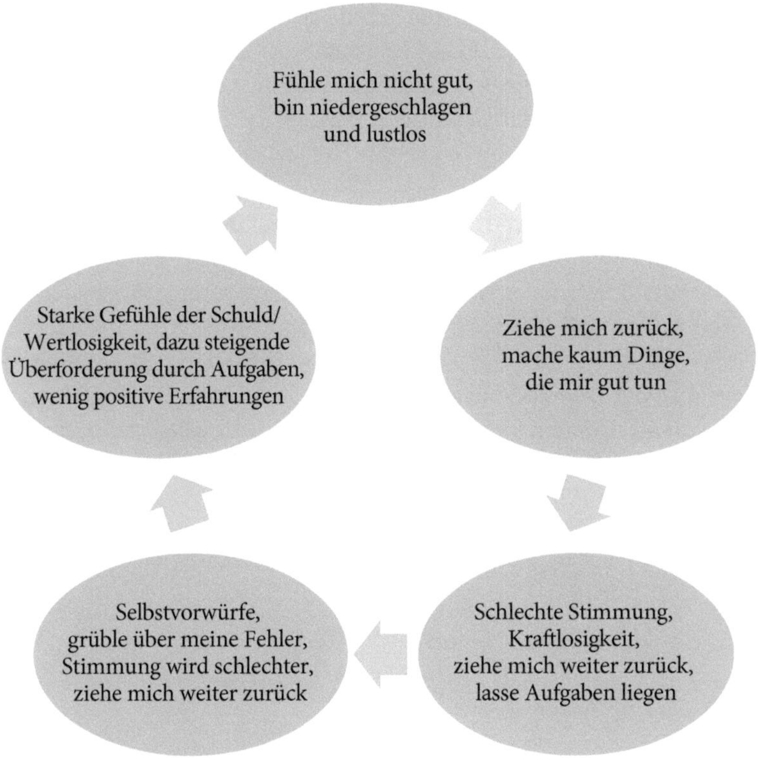

```
        ┌─────────────────────┐
        │  Fühle mich nicht gut,│
        │  bin niedergeschlagen │
        │     und lustlos       │
        └─────────────────────┘
```

- Starke Gefühle der Schuld/ Wertlosigkeit, dazu steigende Überforderung durch Aufgaben, wenig positive Erfahrungen
- Ziehe mich zurück, mache kaum Dinge, die mir gut tun
- Selbstvorwürfe, grüble über meine Fehler, Stimmung wird schlechter, ziehe mich weiter zurück
- Schlechte Stimmung, Kraftlosigkeit, ziehe mich weiter zurück, lasse Aufgaben liegen

Abbildung 2.2 Teufelskreis der Depression

Faktoren für das Entstehen einer Depression. Zusammenfassend lassen sich die bislang beschriebenen Faktoren für das Entstehen depressiver Phasen folgendermaßen darstellen: Stress und Belastungen führen nur dann zum Ausbruch einer depressiven Phase, wenn bei der betroffenen Person auch eine gewisse Anfälligkeit für Depressionen vorliegt. Umgekehrt kann eine Person zwar eine Anfälligkeit für depressive Erkrankungen aufweisen, ein Ausbruch der Erkrankung kann jedoch verhütet werden, wenn sich bei dieser Person Stress und Belastungen in Grenzen halten. Stress und Belastungen führen aber nicht automatisch zu einer depressiven Erkrankung, wenn diese Person nicht dafür anfällig ist. Hier ist dann eher z. B. von akuten Erschöpfungszuständen zu sprechen, welche in der Regel mit einfachen Hilfen gut zu beheben sind. Schließlich führen in einer bestehenden depressiven Phase Faktoren wie ein zunehmender Rückzug, der Verlust positiver Erfahrungen und die Überforderung durch sich anhäufende Aufgaben sowie damit einhergehende Schuldgefühle und Selbstwertverlust zu einer Aufrechterhaltung der depressiven Symptome.

Mithilfe von Psychotherapie gelingt es, den Teufelskreis der Depression zu durchbrechen, indem Sie lernen, aktiv Ihren Rückzug zu stoppen und wieder vermehrt positive Erfahrungen aufzusuchen. Überforderungen werden reduziert, indem Sie lernen, anstehende Aufgaben Schritt für Schritt wieder in Angriff zu nehmen und sich so das Grau der Depression wieder zunehmend farbig gestalten lässt.

In dem folgenden Kapitel erfahren Sie, was Sie selbst tun können, um diese Schritte zu gehen.

3 Wie kann ich mir selbst helfen?

Wenn Sie bei sich eine depressive Symptomatik bemerkt haben oder gar bereits eine Fachperson (Arzt, Psychotherapeut) eine depressive Störung diagnostiziert hat, so ist es vor allem bei noch nicht ganz so starker Ausprägung der Symptomatik möglich, eigenständig Dinge zu unternehmen, um Niedergeschlagenheit, Antriebslosigkeit und Interessenverlust entgegenzuwirken. Die folgenden Ratschläge sollen Ihnen dabei helfen, wieder Kontrolle über Ihr Befinden und Verhalten zu erlangen und somit Schritt für Schritt den Teufelskreis der Depression zu durchbrechen.

Hierbei wollen wir Sie für die Schritte 3, 4 und 5 auf dem Weg zur Selbsthilfe an die Hand nehmen:

▶ Schritt 3: Genau hinschauen, selbst beobachten!
▶ Schritt 4: Langsam beginnen, nicht unter Druck setzen!
▶ Schritt 5: Tun, handeln, ausprobieren!

Zunächst wird es in Schritt 3 darum gehen, Ihre Selbstbeobachtung weiter zu vertiefen – nicht mehr in Bezug auf die ursächlichen Faktoren, sondern darauf, welche alltäglichen Erfahrungen sich positiv oder negativ auf Ihre Stimmung auswirken. Sie werden dann unterschiedliche Strategien kennenlernen, probieren Sie diese in Schritt 4 langsam aus, setzen Sie sich hierbei nicht unter Druck. Finden Sie heraus, welche Strategien für Sie die besten sind! In Schritt 5 geht es schließlich darum, diese Strategien immer wieder aktiv anzuwenden. Ein einziges Mal reicht nicht. Sie brauchen viele Wiederholungen, dass sich neue Erfahrungen in Ihrem Verhalten, Ihrem Denken und Ihrer Stimmung niederschlagen und verfestigen – getreu dem Motto »Übung macht den Meister«! Sollten Sie dennoch im Laufe des Kapitels in der Umsetzung der einzelnen Strategien Schwierigkeiten haben, verzagen Sie nicht! Bitten Sie einen Angehörigen oder Freund um Hilfe. Später gehen wir auch noch auf fachliche Hilfen und Behandlungsmöglichkeiten ein.

3.1 Wo Sie selbst ansetzen können

Um zu wissen, was Sie gegen Ihre Depressionen tun können, ist es zunächst wichtig zu verstehen, wie sich verschiedene Ebenen Ihres Erlebens und Verhaltens gegenseitig beeinflussen und wo genau Sie ansetzen und somit gezielt etwas verändern können. Wir unterscheiden hierbei zwischen den drei Ebenen der Gedanken, der Gefühle und des Verhaltens (s. Abb. 3.1).

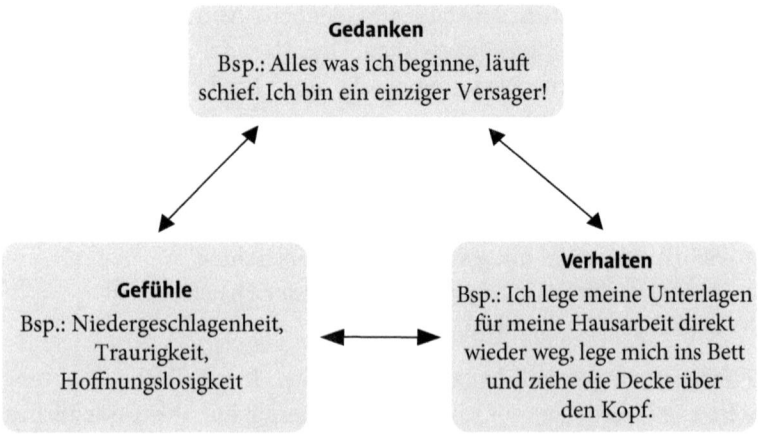

Abbildung 3.1 Zusammenhang zwischen Gedanken, Gefühlen und Verhalten

Das Beispiel in Abbildung 3.1 zeigt, dass sich Gedanken, Gefühle und Verhalten gegenseitig beeinflussen. Fühlen wir uns schlecht, so sind meist auch unsere Gedanken negativ gefärbt und wir tendieren dazu, uns zurückzuziehen. Ist die Stimmung hingegen gut, so sind meist auch die Gedanken positiver und wir zeigen in unserem Verhalten mehr Tatendrang und Initiative.

Wenn Sie versuchen würden, sich auf Knopfdruck gut zu fühlen, negative Gefühle wie Traurigkeit und Niedergeschlagenheit einfach in Freude und Gelassenheit umzuwandeln, würden Sie schnell merken, dass dies nicht so einfach funktioniert. Die Ebene der Gefühle lässt sich lediglich indirekt beeinflussen. Mit dem Wissen über den zuvor beschriebenen Zusammenhang zwischen Gedanken, Gefühlen und Verhalten lässt sich die Stimmung jedoch über die gezielte Veränderung der Gedanken und des Verhaltens beeinflussen. Sie finden hier bewährte Strategien, mit denen Sie einerseits Ihr Verhalten, andererseits Ihre Gedanken so verändern können, dass sich dies förderlich auf Ihre Stimmung auswirkt.

3.2 Über Aktivierung raus aus der Depression

Wie Sie in Kapitel 2 erfahren haben, besteht ein Grund für weiter bestehende Depressionen darin, dass sich Betroffene immer stärker zurückziehen, verschiedene Situationen, z. B. Treffen mit Freunden, vermeiden und durch diesen Rückzug immer weniger positive Erfahrungen erleben. Sie werden zunehmend passiv und in sich gekehrt, was wiederum meist zu vermehrtem Grübeln führt, das die Stimmung dieser Person oft noch weiter sinken lässt. Ein nach unten gerichteter Teufelskreis, in dem sich Denken, Verhalten und Befinden negativ verstärken.

Ein wesentlicher Schritt zur Umwendung dieser depressiven Spirale besteht auf der Verhaltensebene daher darin, sich Schritt für Schritt wieder zu aktivieren und aus dem Rückzug herauszukommen. Dies ist sicherlich keine einfache Aufgabe, da wesentliche Symptome der Depression in mangelndem Antrieb, in Energie- und Lustlosigkeit bestehen. All dies hindert uns daran, aktiv zu werden. Um diese Hindernisse zu überwinden, ist es wichtig, langsam und schrittweise vorzugehen und Aktivitäten gezielt mittels Tages- oder Wochenplänen zu planen – und dann auch umzusetzen. Es ist besonders wichtig, darauf zu achten, ausreichend positive, das heißt von Ihnen als angenehm erlebte Aktivitäten, in den Alltag einzuplanen. Dadurch erhöht sich die Chance auf positive Erfahrungen oder zumindest Ablenkungen und somit können Sie Ihre Stimmung positiv beeinflussen. Warten Sie hierbei nicht darauf, bis Ihre Lust zurückkommt, sondern werden Sie aktiv, *damit* Ihre Lust zurückkommen kann. Etwas Angenehmes tun und aktiv sein verbessert das Befinden!

Tages- und Wochenpläne. Wenn Sie sich vornehmen, künftig wieder aktiver zu sein, werden Sie merken, dass das alleinige Vorhaben oft nicht ausreicht. Vielleicht schieben Sie es immer wieder auf, warten auf den Moment, an dem es Ihnen leichter fallen wird, sich aufzuraffen und zu handeln. Um diesem Problem zu beggnen, ist es ratsam, mit Tages- oder Wochenplänen zu arbeiten. Hierbei geht es darum, gezielt angenehme Aktivitäten zu planen, die dann zum jeweilig vorgesehenen Zeitpunkt auch umgesetzt werden sollten. Die Tatsache, dass Sie es einplanen und schriftlich notieren, erhöht die Wahrscheinlichkeit, dass Sie es auch tatsächlich tun.

Bevor wir aber in die Planung gehen, nutzen wir einen weiteren Vorteil dieser Selbstbeobachtung. Sie gibt uns Aufschluss darüber, wie unser aktuelles »Aktivitätsniveau« ist und wie sich dieses auf unser Befinden auswirkt. Bevor wir also einplanen, was wir am sinnvollsten tun, um der Depression die Stirn zu bieten, müssen wir zunächst herausfinden, was sich an unseren bisherigen Aktivitäten oder eben auch Nicht-Aktivitäten förderlich oder auch hinderlich auf unsere Stimmung auswirkt (Schritt 3).

Und jetzt Sie!

Notieren Sie für die kommende Woche möglichst zeitnah in einem Wochenplan, was Sie jeweils getan haben. Eine Vorlage hierfür finden Sie in den Online-Materialien zum Ausdrucken unter Arbeitsblatt 3, ein Beispiel zeigt der ausgefüllte Wochenplan in Abbildung 3.2. Markieren Sie zum Beispiel farblich, ob dies eine angenehme oder eher unangenehme Aktivität für Sie war und wie Ihre Stimmung zum jeweiligen Zeitpunkt war. Zur Einschätzung Ihrer Stimmung können Sie die folgende Legende nutzen:

- -	=	sehr schlechte Stimmung
-	=	etwas schlechte Stimmung
0	=	neutrale Stimmung
+	=	etwas gute Stimmung
+ +	=	sehr gute Stimmung

Schauen Sie sich in Abbildung 3.2 den Wochenplan von Klara aus dem Einstiegsbeispiel an. Bei genauerer Betrachtung werden Sie sehen, dass die dargestellte Woche nur wenig Tagesstruktur erkennen lässt. So gibt es keine regelmäßigen Aufsteh- und Zubettgehzeiten sowie keine festen Arbeitszeiten oder Pausen. Mahlzeiten haben keinen festen Platz, sondern finden eher beiläufig oder verspätet statt bzw. fallen vereinzelt ganz aus. Auch zeigt der Wochenplan, dass es bei Klara eher wenig angenehme Aktivitäten gibt. Der Plan zeichnet sich durch ein Übergewicht an Aufgaben, Pflichten und Erledigungen aus, v. a. Hausarbeit schreiben und Uni-Veranstaltungen. Ebenfalls viel Zeit verbringt Klara mit passiven Tätigkeiten wie TV schauen, im Bett liegen oder grübeln. Betrachtet man zudem ihre Stimmung in Abhängigkeit der verschiedenen Aktivitäten, wird deutlich, dass die Stimmung in Phasen, in denen sich Klara zurückzieht, TV schaut, grübelt und im Bett liegt, eher negativ gefärbt ist, während der Kontakt mit anderen (Freunden, Familie) sich eher positiv auf ihr Befinden auszuwirken scheint.

Die Beobachtung, dass ihre Stimmung sich für diese Momente aufhellt, überraschte Klara sehr. Wir erleben immer wieder, dass Betroffenen dies im Tagesverlauf gar nicht auffällt, da sie – typisch für eine Depression – alles grau und trostlos empfinden und auch so erwarten.

Wochenplan vom 16.5. bis 22.5.

	Montag	Dienstag	Mittwoch	Donnerstag	Freitag	Samstag	Sonntag
< 6	geschlafen	geschlafen	geschlafen	geschlafen	geschlafen	geschlafen	geschlafen
6-7					aufgewacht, gegrübelt -		
7-8	aufgewacht, liegen geblieben -		Trotz Weckerklingeln liegen geblieben, weitergeschlafen - -	Aufgewacht, liegen geblieben - -	aufgestanden, Küche aufgeräumt -	aufgestanden, geduscht, gefrühstückt, Reiseproviant gerichtet, gespült, zum Bahnhof gefahren -	
8-9	im Bett gegrübelt - -		geschlafen	Laptop ins Bett geholt, Artikel gelesen -	kurz ins Bad, gefrühstückt 0		
9-10	aufgestanden, kurz ins Bad 0			aufgestanden, geduscht, gefrühstückt 0	mit dem Rad zur Uni gefahren +	Zugfahrt in die Heimat:	Von Mutter geweckt worden, ins Bad -
10-11	Frühstück auf dem Sofa 0		aufgestanden, Vorlesung zur Hälfte verpasst, zu Hause geblieben, aufs Sofa - -	mit dem Bus zur Uni gefahren 0	Seminar 0	Roman gelesen +	Frühstück mit Familie 0

	Montag	Dienstag	Mittwoch	Donnerstag	Freitag	Samstag	Sonntag
11-12	TV geschaut 0/-	aufgestanden, 0 geduscht, etwas gegessen	TV geschaut, - - gegrübelt	Vorlesung 0		umgestiegen Brote gegessen 0 umgestiegen	Freundin + getroffen, spazieren gelaufen
12-13		mit Rad zur + Uni gefahren			Mensa mit + Kommilitonen	Buch für - Hausarbeit	
13-14		Seminar 0		Mensa mit + Kommilitonen	Seminar 0	gelesen	Mit Schwester + gekocht
14-15				Bibliothek, 0 Bücher gesucht und ausgeliehen			mit Familie + Mittaggegessen, gepackt
15-16			geschlafen				
16-17		Kaffee + getrunken mit Kommilitonin		nach Hause + spaziert	nach Hause + gefahren	Von Vater 0 abgeholt, nach Hause gefahren	zum Bahnhof - gebracht worden

3.2 Über Aktivierung raus aus der Depression

	Montag	Dienstag	Mittwoch	Donnerstag	Freitag	Samstag	Sonntag
17–18				Bücher durchgestöbert, zunehmende Konzentrationsschwierigkeiten 0/-	gepackt für Heimatbesuch 0	Ankunft zu Hause, Sachen ausgepackt 0	Zugfahrt nach Hause:
18–19	mit Mutter telefoniert, über Uni geredet - -	eingekauft 0			Wäsche gewaschen, staubgesaugt, Wäsche aufgehängt -	Abendessen mit Eltern und Schwester +	Artikel für Hausarbeit gelesen 0
19–20	an den Schreibtisch, Versuch, Hausarbeit zu schreiben - -	gekocht und gegessen +	TV geschaut, grübelt - -		Abendbrot gegessen, am Laptop Bahnticket gebucht 0	Gesellschaftsspiele mit der Familie +	Umgestiegen
20–21							an Hausarbeit geschrieben 0
21–22		Sofa, TV geschaut, versucht, mit Hausarbeit weiterzukommen -/-	TV geschaut, Brot gegessen - -	Ins Bett gelegt, geweint -	TV geschaut 0		
> 22			TV geschaut, grübelt - -				um 23 Uhr in Wohnung angekommen -
	gegen 03:30 ins Bett gegangen, gegrübelt, um ca. 04:30 eingeschlafen - -	gegen 02:00 ins Bett gegangen, geweint, um ca. 02:30 eingeschlafen - -	gegen 03:00 ins Bett gegangen, kurz danach eingeschlafen	gegen 23:00 eingeschlafen	gegen 00:00 ins Bett gegangen, gegrübelt, ca. 01:00 eingeschlafen	gegen 23:30 ins Bett gegangen, ca. 00:00 eingeschlafen	gegen 23:30 ins Bett gegangen, über morgen nachgedacht, ca. 01:00 eingeschlafen

Abbildung 3.2 Der Wochenplan am Beispiel von Klara (22). Abgebildet ist eine beispielhafte Woche, bevor Klara etwas an ihrer Wochenstruktur verändert hat. Dunkelgrau hinterlegt sind alle eher als unangenehm erlebten Aufgaben und Pflichten, hellgrau hinterlegt alle als angenehm erlebten Aktivitäten.

Mehr positive Aktivitäten. Versuchen Sie in einem nächsten Schritt gezielt, den Anteil positiver Aktivitäten in Ihrem Alltag zu erhöhen. Ersetzen Sie hierbei zum Beispiel Zeiten passiver, depressionsförderlicher Tätigkeiten durch Aktivitäten, die Ihnen wichtig sind und die Sie als angenehm empfinden. Auch sollten Sie überlegen, was Sie an Ihren Aufgaben und Erledigungen einsparen können, bzw. wie Sie bei der Erledigung effektiver werden können (beachten Sie dazu jedoch auch *Umgang mit Überforderung* im folgenden Abschnitt).

Was empfinden Sie als angenehm bzw. was haben Sie gerne gemacht, bevor Sie depressiv wurden? Als Anregung und Hilfe für positive Aktivitäten dient die im folgenden Kasten abgedruckte Liste positiver Aktivitäten (siehe auch Arbeitsblatt 4 in den Online-Materialien). Beziehen Sie sich in der Beurteilung, ob die einzelnen hier aufgelisteten Aktivitäten für Sie eher angenehm oder unangenehm sind, auf die Zeit, bevor Sie depressiv wurden, da es inmitten einer depressiven Phase oft kaum mehr etwas gibt, das man als angenehm empfindet. Kreuzen Sie die als angenehm beurteilten Tätigkeiten an.

Bitte kreuzen Sie die für Sie angenehmen Tätigkeiten in der rechten Spalte an:	
1. Ins Grüne fahren, spazieren gehen	
2. In ein Lokal gehen	
3. Zu einer Sportveranstaltung gehen	
4. Sich selbst oder anderen etwas Schönes kaufen	
5. Kochen/Backen	
6. Ein Musikinstrument spielen	
7. Mit Freunden zusammen sein	
8. Ins Kino gehen	
9. Ein Bad nehmen	
10. Eine Massage geben/empfangen	
11. Singen	
12. Schauspielerisch tätig sein	
13. Mit künstlerischen Materialien arbeiten (Ton, Leder, Perlen, Wolle etc.)	
14. Sport treiben	

Bitte kreuzen Sie die für Sie angenehmen Tätigkeiten in der rechten Spalte an:

15. Minigolf spielen
16. Romane, Erzählungen, Theaterstücke oder Gedichte lesen
17. Eine Zeitschrift/Zeitung lesen
18. Make-up auflegen, sein Haar richten, Parfüm benutzen usw.
19. Fotografieren
20. Wandern
21. Zu einer religiösen Veranstaltung gehen (z. B. Gottesdienst besuchen)
22. Einen Vergnügungspark besuchen
23. In ein Fitness-Center gehen
24. Gesellschaftsspiele spielen
25. Im Garten arbeiten (z. B. Blumen pflanzen, umgraben)
26. Sexuell aktiv sein (mit jemand anderem oder sich selbst)
27. Zu einer Party gehen
28. Sich künstlerisch betätigen (Malerei, Bildhauerei, Zeichnen, Filme drehen)
29. Zum Frisör/Kosmetiker gehen
30. Sich mit Tieren beschäftigen (z. B. beobachten, streicheln, reiten, füttern)
31. Flirten
32. Sich pflegen (z. B. eincremen, eine Maske oder Haarkur verwenden)
33. Meditation oder Yoga betreiben
34. Einen Einkaufsbummel machen
35. Ein Hörbuch hören
36. In den Zoo gehen
37. Eine Reise planen/unternehmen
38. Eine Serie/Film/Video anschauen
39. Im Internet surfen
40. Musik hören
41. Telefonieren

Bitte kreuzen Sie die für Sie angenehmen Tätigkeiten in der rechten Spalte an:

42. Ein leckeres Getränk trinken (z. B. Kaffee, Tee, Saft)
43. Einen Markt besuchen (Wochenmarkt, Flohmarkt etc.)
44. Tanzen
45. Ordnung schaffen (aufräumen, aussortieren, ausmisten, Möbel umstellen)
46. Sich in die Sonne setzen/legen
47. Etwas reparieren, restaurieren
48. Kuscheln
49. Nähen, Stricken, Häkeln etc.
50. Sich schön einkleiden
51. Zu einem Musikkonzert gehen
52. Sich ehrenamtlich engagieren
53. Puzzle, Kreuzworträtsel usw. lösen
54. Ausgiebig frühstücken/brunchen
55. In ein Museum/eine Ausstellung gehen
56. Radfahren
57. In ein Bad gehen
58. Es sich gemütlich machen
59. Alte Fotos durchschauen
60. Die Natur beobachten (Gewitter, Sonnenaufgang, Schnee, Tiere, Bäume)
61. ....

Natürlich lässt sich die Liste nach Belieben ergänzen. Wichtig ist, dass Sie Aktivitäten finden, die für Sie ganz persönlich wichtig und angenehm sind. Sobald Sie Ihre persönliche Liste angenehmer Tätigkeiten zusammengestellt haben, geht es um die gezielte Umsetzung und Planung für den Alltag.

> **Und jetzt Sie!**
>
> Nehmen Sie sich einen leeren Wochenplan (Arbeitsblatt 3, Online-Material) zur Hand und überlegen Sie, wann Sie die einzelnen positiven Aktivitäten in Abhängigkeit Ihrer Verpflichtungen einplanen könnten. Wenn Sie möchten, gestalten Sie den Wochenplan zusammen mit einer Ihnen vertrauten Person.
> ▶ Hierbei gilt, nicht mit positiven Aktivitäten zu geizen. Das Verhältnis zwischen Anforderungen bzw. Pflichten und positiven Aktivitäten sollte bei depressiven Menschen mindestens ausgeglichen sein. Das heißt, für jede Anstrengung, Aufgabe oder Erledigung sollten Sie im Gegenzug eine positive Aktivität einplanen. Denken Sie nun nicht, »das kann ich mir doch gar nicht leisten, ich hab viel zu viel zu tun!« – probieren Sie es einfach aus und erlauben Sie sich genussvolle Momente.
> ▶ Bauen Sie sich eine Tagesstruktur auf. Versuchen Sie möglichst zu ähnlichen Zeiten aufzustehen und ins Bett zu gehen, körperlich aktiv zu sein und regelmäßig Mahlzeiten zu sich zu nehmen. Eine geregelte Tagesstruktur verhilft Ihnen zu einer Stabilisierung, die sich förderlich auf Ihre Stimmung auswirken wird.

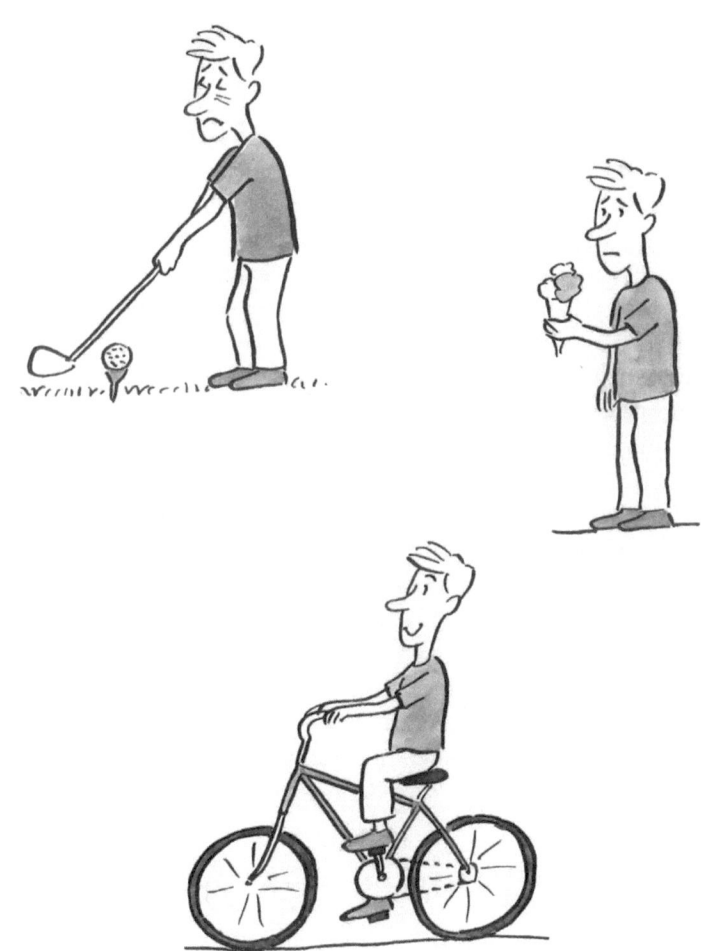

3.3 Genießen erlernen

Genuss begegnet uns an vielen Stellen unseres Alltags: beim Geruch eines frisch aufgebrühten Kaffees, beim Geschmack eines ofenwarmen Kuchens, beim Hören einer schönen Melodie, beim Berühren eines weichen Fells, dem Empfangen einer Massage oder beim

Anblick eines feuerroten Sonnenuntergangs. Das sind nur einige Beispiele, Genuss ist sehr vielfältig und individuell!

Depressiven Menschen fällt es oft sehr schwer zu genießen. Viele haben Schwierigkeiten damit, sich etwas Gutes zu tun, sich Genuss zu erlauben. Manche tun zwar noch prinzipiell genussauslösende Dinge, der Genuss kommt während einer depressiven Phase aber nicht mehr richtig an. Betroffene fühlen sich abgestumpft und gegenüber oben beschriebenen Situationen gleichgültig. Genuss ist jedoch wichtig, nicht nur im Großen, z. B. bei besonderen Ereignissen wie einem tollen Konzert, sondern vor allem im Kleinen, im alltäglichen Leben. Durch gezieltes Genusserleben werden gute Erfahrungen gemacht, die sich positiv auf die Stimmung auswirken. Aus diesem Grund wollen wir uns an dieser Stelle näher damit auseinandersetzen, (wieder) mehr Genuss in Ihren Alltag einzubringen.

Beim Genießen handelt es sich um eine Fähigkeit, die man wie andere Fähigkeiten lernen kann. Genießen ist jedoch keine Kopfsache, denn allein theoretisch, über den Kopf, wird niemand zum Genießer. Vielmehr kommt es hier auf die Erfahrung an. In Anlehnung an die »Kleine Schule des Genießens« (Koppenhöfer, 2004; Lutz, 2005) soll Ihnen dieser Abschnitt dabei helfen, mittels bestimmter Verhaltensweisen die Fähigkeit zum Genuss (wieder) zu erlernen.

Hierzu möchten wir Ihnen im folgenden Kasten zunächst einige Regeln an die Hand geben, die Genusserleben möglich machen.

Die 7 Genussregeln
1. Genuss braucht Zeit
Eine wichtige Voraussetzung für Genuss ist, dass Sie sich Zeit für positive Erfahrungen nehmen. Dabei muss es sich nicht um mehrere Stunden am Stück handeln, vielmehr sollten Sie kleine, alltäglich zur Verfügung stehende Zeiteinheiten bewusst hierfür nutzen: z. B. die Wärme und den Strahl der morgendlichen Dusche bewusst spüren, aus dem Zugfenster den Blick auf die Landschaft richten oder gezielt den Geschmack einer Tasse Tee oder Kaffee wahrnehmen und einen Augenblick dabei verweilen.

2. Genuss muss erlaubt sein
Vielen, vor allem zu Depressionen neigenden Menschen fällt es schwer, etwas Angenehmes nur um des Genusses Willen zu erleben. Es stellen sich negative Gefühle wie ein schlechtes Gewissen oder Scham ein. Genusserleben wird nicht selten als unangebracht erlebt. Erlauben Sie sich diese positiven Erfahrungen, nur dadurch wird Genuss möglich! Tun Sie diese Dinge gezielt aus diesem Grund des reinen Genusses!

3. Genuss geht nicht nebenbei
Damit sich unser positives Erleben voll entfalten kann, müssen wir unsere gesamte Aufmerksamkeit darauf richten. Beispielsweise werden Sie Ihren Genuss nicht vollständig entfalten können, wenn Sie ein schönes Musikstück hören und sich dabei mit jemandem unterhalten. Nur wenn Sie störende Einflüsse ausschalten und sich voll und ganz auf Ihre Wahrnehmung konzentrieren, können Sie Feinheiten entdecken, die für das Genießen notwendig sind.

4. Wissen, was einem gut tut
Geschmäcker und Vorlieben sind verschieden! Während der eine den Geschmack einer Tasse schwarzen Kaffees oder eine Tour durch einen Hochseilgarten in vollen Zügen genießt, sind dies für manch anderen sehr unangenehme Erlebnisse. Um Genuss zu ermöglichen, ist es wichtig, dass Sie ein Gespür dafür entwickeln, was Ihnen gefällt, was Sie persönlich als angenehm empfinden und womit Sie sich näher beschäftigen möchten.

5. Weniger ist mehr
Stellen Sie sich vor, Sie hätten einen riesigen Schrank voller Schokolade zu Hause oder Sie würden jeden Tag drei Rückenmassagen erhalten. Sie würden vermutlich feststellen, dass dies bald nichts Besonderes, nichts Genussvolles mehr für Sie darstellt. Genuss kann sich nur in der Begrenzung voll entfalten. So kann er gesteigert werden, indem man sich z. B. davor eine gewisse Weile

zurückhält, etwa ein paar Tage keine Schokolade gegessen hat, bevor man sich der Erfahrung voll und ganz hingibt.

6. Ohne Erfahrung kein Genuss
Je genauer man eine möglicherweise genussvolle Sache kennt, desto differenzierter kann man Sie aufnehmen und desto wahrscheinlicher ist Genuss. Um zu genießen, ist es also wichtig, nicht nur oberflächlich wahrzunehmen, sondern die Erfahrung voll und ganz zu entfalten.

7. Genuss ist alltäglich
Genuss sollte nicht für außergewöhnliche Situationen vorbehalten werden, sondern alltäglich sein, denn er bringt Farbe in unser Leben. Unser Alltag bietet eine Fülle potenziell genussvoller Dinge – werden Sie sensibel dafür, diese herauszufinden und anzunehmen!

Auf Grundlage dieser sieben Regeln besteht das Genusstraining nun darin, dass Sie sich nacheinander Ihren fünf Sinnen widmen, diese schärfen und wieder verstärkt zum Einsatz bringen. Über diese erhalten Sie Zugang zu potenziell genussvollen Dingen. Probieren Sie hierzu verschiedene Dinge in Ihrem Alltag aus und finden Sie für sich heraus, womit Sie sich wohlfühlen. Zum Beispiel können Sie sich einmal die Woche gezielt etwas Zeit einplanen, in der Sie sich ganz und gar einem Sinn widmen und damit etwas herumexperimentieren.

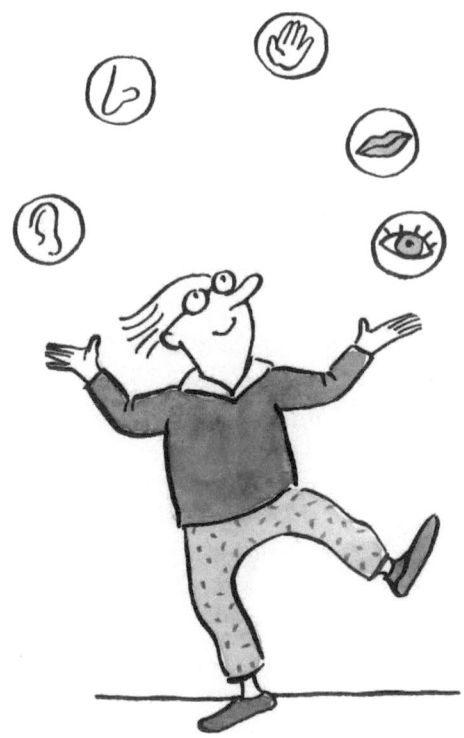

Riechen
Widmen wir uns zuerst dem Geruchssinn als einem der ältesten und wichtigsten Sinne, die wir Menschen besitzen. Gute Gerüche, wie beispielsweise eines leckeren Gerichts, locken uns, während uns üble Gerüche, z. B. von verdorbenen Lebensmitteln oder giftigen Gasen, warnen.

> **Und jetzt Sie!**
>
> **Experimentieren Sie mit Ihrer Nase**
> **Gerüche sammeln.** Gehen Sie durch Ihre Wohnung und sammeln Sie hierbei ein paar Gegenstände ein, die duften. Das können Lebensmittel und Gewürze sein, aber auch Kosmetik-

artikel, Öle, Pflanzen oder andere Gegenstände mit einem gut wahrnehmbaren Geruch. Setzen Sie sich hin und breiten Sie die gesammelten Stücke vor sich aus. Schnuppern Sie sich nun durch die einzelnen Dinge durch, versuchen Sie hierbei von den sanft duftenden zu den stark duftenden überzugehen. Welche Gerüche nehmen Sie wahr? Wenn Ihr Geruchssinn nach ein paar Gegenständen erschöpft ist, gönnen Sie ihm eine kurze Pause, z. B. indem Sie kurz das Fenster öffnen und tief durchatmen.

Geruch auswählen. Suchen Sie sich, nachdem Sie sich durch all Ihre gesammelten Duftgegenstände durchgeschnuppert haben, nun denjenigen aus, der Ihnen in diesem Augenblick am meisten zusagt. Was erleben Sie hieran als angenehm?

Geruch bewusst wahrnehmen. Sorgen Sie dafür, dass der ausgewählte Gegenstand seinen vollen Geruch entfalten kann. Ist es z. B. eine Duftkerze, zünden Sie diese an. Ist es ein Lebensmittel, öffnen Sie es, schneiden Sie eine Frucht auf oder zerreiben Sie die Blätter eines Gewürzes zwischen Ihren Fingern. Dadurch ermöglichen Sie sich das volle Geruchserlebnis. Schließen Sie nun Ihre Augen und führen Sie den ausgewählten Gegenstand langsam zu Ihrer Nase hin. Nehmen Sie eine Nase voll und erproben Sie die verschiedenen Nuancen, die der Duft in sich birgt. Führen Sie ihn langsam von Ihrer Nase weg, bis Sie ihn nicht mehr wahrnehmen können, dann wieder so nah hin, dass Sie ihn in voller Intensität wahrnehmen. Suchen Sie den Abstand heraus, der für Sie hinsichtlich der Duftstärke am angenehmsten ist. Woran erinnert Sie dieser Duft, wo taucht er auf? Mit was für einer Farbe, Jahreszeit, einem Ereignis oder einer Stimmung verknüpfen Sie den Duft?

Versuchen Sie, nachdem Sie die Übung abgeschlossen haben, sich in den folgenden Tagen immer wieder bewusst in Ihrem Alltag den von Ihnen als angenehm wahrgenommenen Düften zu widmen und sie zu genießen. Das muss nicht viel Zeit in Anspruch nehmen, manchmal genügt eine Nase voll.

Tasten
Als nächstes wollen wir uns dem Tastsinn zuwenden. Wir können wahrnehmen, wie sich bestimmte Gegenstände anfühlen, aber auch, wie es sich auf unserer Haut anfühlt, berührt zu werden. Beides kann dazu genutzt werden, Genuss zu bereiten und zu erleben.

> **Und jetzt Sie!**
>
> **Experimentieren Sie damit, wie sich verschiedene Dinge anfühlen**
> Machen Sie einen Spaziergang, durch Ihre Wohnung oder auch draußen. Versuchen Sie hierbei aufmerksam zu sein bezüglich der Dinge, die sich interessant anfühlen könnten. Sammeln Sie diese ein und suchen Sie sich einen ruhigen Ort, an dem Sie sich etwas Zeit für Ihren Tastsinn nehmen können. Tasten Sie sich dann durch die einzelnen Gegenstände. Wie fühlen sich diese an? Sind sie eher rau oder glatt, rund oder kantig, weich oder hart, kalt oder warm, leicht oder schwer? Experimentieren Sie mit dem Gegenstand, indem Sie ihn auch mit anderen Körperstellen in Berührung bringen, an denen Ihre Haut frei zugänglich ist. Suchen Sie sich den Gegenstand aus, der sich in dem Moment am angenehmsten für Sie anfühlt. Umfassen Sie diesen mit beiden Händen, streichen Sie an ihm auf und ab, drehen und wenden Sie ihn. Wie und an welcher Stelle fühlt er sich am besten an? Woran erinnert er Sie? Gibt es einen Duft, eine Jahreszeit, eine Farbe, die zu ihm passt?
> Versuchen Sie, nachdem Sie die Übung abgeschlossen haben, sich in den folgenden Tagen immer wieder bewusst in Ihrem Alltag den von Ihnen als sich angenehm anfühlenden Gegenständen zu widmen. Nehmen Sie sie in die Hand und genießen Sie den Moment.
>
> **Experimentieren Sie damit, wie es sich anfühlt, berührt zu werden.**
> Setzen Sie sich hin, strecken Sie Ihren nicht-dominanten Arm aus und legen Sie ihn auf Ihr Knie. Schließen Sie Ihre Augen und richten Sie Ihre Aufmerksamkeit in der Folge voll und ganz auf die Empfindungen Ihrer Haut. Legen Sie nun die Fingerspitzen Ihrer anderen Hand auf die Fingerkuppen der abgelegten Hand

und wandern Sie langsam von dort über die Fingergelenke in den Handteller. Kreisen Sie dort ein, zwei Runden, bevor Sie dann über das Handgelenk und den Unterarm bis zur Ellenbogenkuhle fahren. Umfahren Sie auch diese Mulde mehrmals. Wiederholen Sie dieselbe Übung, indem Sie Ihre Berührungen leicht variieren: mit Fingernägeln, mit kräftigem Druck, schnell und langsam. Finden Sie die für sich angenehmste Berührung und wiederholen Sie diese, so oft wie Sie möchten. Experimentieren Sie auch mit anderen Körperstellen und verschiedenen Utensilien, z. B. Cremes oder Massageölen, Massagegeräten oder Duschbrausen.

Versuchen Sie, nachdem Sie die Übung abgeschlossen haben, sich in den folgenden Tagen immer wieder bewusst in Ihrem Alltag den von Ihnen als angenehm empfunden Berührungen auszusetzen. Bedienen Sie sich dabei den als genussvoll erlebten oben beschriebenen Hilfsmitteln. Welche Form der Berührung gefällt Ihrer Haut am besten?

Sehen

Über die Augen nehmen die meisten Menschen wohl am aktivsten wahr. Man unterscheidet grob die Farbwahrnehmung (z. B. bei einem Regenbogen), die Strukturwahrnehmung (z. B. bei einem Rasenstück) sowie die Beobachtung gleichförmiger Bewegungsabläufe (z. B. Schneerieseln).

Und jetzt Sie!

Experimentieren Sie mit Ihrer Farbwahrnehmung
Für die folgende Übung benötigen Sie einige Blätter Papier sowie einen Wassermalkasten oder Fingerfarben, mit denen Sie verschiedene Farbtöne mischen können. Setzen Sie sich dazu bequem hin und spielen Sie mit den verschiedenen Farben. Es muss kein Motiv bzw. Bild dabei entstehen. Verwenden Sie für jede Farbmischung ein eigenes Blatt Papier. Wählen Sie dann aus

Ihrer Sammlung die Farbmischung aus, die Ihnen am besten gefällt. Schenken Sie dieser Farbmischung nun Ihre volle Aufmerksamkeit. Nehmen Sie das Blatt Papier und führen Sie es langsam zu Ihren Augen hin. Achten Sie hierbei nur auf die Farbe und lassen Sie diese auf sich wirken. Bewegen Sie dann das Blatt auf Augenhöhe wieder langsam weg. Beobachten Sie, wie sich Ihre Farbwahrnehmung in Abhängigkeit der Entfernung verändert. Schließen Sie währenddessen auch hin und wieder Ihre Augen, um ihnen einen kleine Pause zu gönnen. Versuchen Sie, sich bei geschlossenen Augen die ausgewählte Farbe vor Ihrem inneren Auge vorzustellen. Woher kennen Sie diese Farbe, woran erinnert Sie sie? Verknüpfen Sie damit einen bestimmten Duft, eine Stimmung, eine Musik?

Versuchen Sie, nachdem Sie die Übung abgeschlossen haben, in den folgenden Tagen bewusst auf die verschiedenen Farben in Ihrer Umgebung zu achten. Welche erleben Sie als besonders wohltuend?

Schmecken

Vor allem wenn man erkältet ist, bemerkt man, wie – im wahrsten Sinne des Wortes – fade vieles ist, sobald der Geschmackssinn nicht mehr richtig funktioniert. Das hängt damit zusammen, dass beim Schmecken auch unser Geruchssinn eine gewisse Rolle spielt. Unsere Zunge ist ein hochsensibles Instrument. Sie ist dafür ausgelegt, an verschiedenen Stellen fünf verschiedene Geschmacksrichtungen wahrzunehmen. So nimmt man über die Zungenspitze süße Geschmäcker wahr, während die Zungenränder für die Wahrnehmung saurer, die gesamte Zungenoberfläche für die Wahrnehmung salziger und der hintere Teil am Zungengrund für die Wahrnehmung bitterer Geschmacksstoffe zuständig ist. In der Mitte der Zunge befinden sich die Geschmacksrezeptoren für die Geschmacksrichtung »umami«, (aus dem Japanischen, bedeutet in etwa »schmackhaft, würzig«) was als fleischig, würzig oder allgemein wohlschmeckend wahrgenommen wird.

> **Und jetzt Sie!**
>
> **Experimentieren Sie mit Ihrer Zunge**
> Besorgen Sie sich für die folgende Übung bitte für jede Geschmacksrichtung ein Nahrungsmittel: süß (z. B. Schokolade, Kaubonbon), salzig (z. B. Chips, eine salzige Brezel), sauer (z. B. ein Stück Zitrone, Essiggurke), bitter (z. B. ein Stück Grapefruit, ein Blatt Chicorée, ein Schluck Bitter Lemon) und umami (z. B. ein Stück gekochtes oder gebratenes Fleisch, Brühe, Sojasauce) sowie ein Glas Wasser oder Milch oder ein Stück Brot, das Sie zwischendurch zur Neutralisation nutzen können. Setzen Sie sich für die Übung bequem hin und beginnen Sie mit dem süßen Nahrungsmittel.
> **Süß.** Schließen Sie Ihre Augen und konzentrieren Sie sich voll auf Ihre Geschmackswahrnehmung. Führen Sie das süße Nahrungsmittel an Ihren Mund und betasten Sie es zunächst mit Ihrer Zunge. Spüren Sie, wie Ihre Zungenspitze die Süße aufnimmt. Nehmen Sie es dann in Ihren Mund und lutschen Sie zunächst daran, bevor Sie es dann kauen und langsam aufessen. An was erinnert Sie der Geschmack? Ist er Ihnen angenehm oder eher unangenehm? Nehmen Sie einen Schluck Wasser oder Milch oder kauen Sie ein Stückchen Brot, um Ihren Mund für die nächste Geschmacksrichtung vorzubereiten.
> **Bitter.** Wenden Sie sich als nächstes dem bitteren Nahrungsmittel zu. Schließen Sie wieder Ihre Augen und nehmen Sie es zunächst in den vorderen Mundbereich auf. Vermutlich werden Sie feststellen, dass der typisch bittere Geschmack noch auf sich warten lässt. Erst im hinteren Mundbereich werden Bitterstoffe wahrgenommen. Schlucken Sie das (ggf. zerkaute) Nahrungsmittel und achten Sie darauf, wie sich der Geschmack verändert. Erleben Sie den Geschmack eher als angenehm oder als unangenehm? Trinken Sie wieder einen Schluck Wasser oder Milch oder essen Sie ein Stückchen Brot, bevor es mit der nächsten Geschmacksrichtung weitergeht.
> **Salzig.** Wir machen weiter mit dem salzigen Nahrungsmittel. Schließen Sie die Augen und berühren Sie es zunächst mit der

Zungenspitze. Lecken Sie es dann ab, nehmen Sie es in den Mund, kauen und schlucken Sie es. Was nehmen Sie wahr? Ist der Geschmack eher angenehm oder unangenehm für Sie? Nehmen Sie wieder einen Schluck Wasser oder Milch, um den Mund zu spülen und für die nächste Geschmacksrichtung vorzubereiten.
Sauer. Nun wenden Sie sich dem sauren Nahrungsmittel zu. Schließen Sie wieder Ihre Augen und führen Sie es zu Ihrer Zungenspitze. Nehmen Sie zunächst hierüber den Geschmack wahr, bevor Sie es in den Mund nehmen und darauf kauen. Achten Sie darauf, wie sich der Geschmack verändert. Empfinden Sie es als angenehm oder eher nicht? Nehmen Sie noch einmal einen Schluck Wasser oder Milch oder essen Sie ein Stückchen Brot zur Neutralisation des sauren Geschmacks.
Umami. Es folgt die letzte Geschmacksrichtung – »umami«. Nehmen Sie das hierfür ausgewählte Nahrungsmittel und führen Sie es zu Ihrem Mund. Schließen Sie die Augen und nehmen Sie zunächst mit der Zungenspitze, dann indem Sie es ablecken, in den Mund nehmen und darauf kauen den Geschmack des Lebensmittels wahr. Ist der Geschmack eher angenehm oder unangenehm? Nehmen Sie noch einmal einen Schluck Wasser oder Milch. Nachdem Sie sich durch die fünf Geschmacksrichtungen »geschmeckt« haben, dürfen Sie noch einmal überlegen: Was hat Ihnen am besten gefallen, was am wenigsten?

Versuchen Sie, nachdem Sie die Übung abgeschlossen haben, in den folgenden Tagen bewusst auf die verschiedenen Geschmacksrichtungen in Ihrer Ernährung zu achten. Welche erleben Sie als besonders wohltuend?

Hören

Wenn Sie einmal genau darauf achten und Ihre Ohren spitzen, werden Sie merken, dass wir eigentlich ständig von Geräuschen begleitet sind. Oft fallen uns diese gar nicht bewusst auf. Andere hingegen sind so prägnant, dass es schwer fällt wegzuhören: ein schreiendes Baby, ein Presslufthammer, eine lautstarke Unterhaltung zwischen zwei Menschen oder auch ein Musikstück. Während die einen Geräusche von den meisten Menschen als nervend wahrgenommen werden, gelten andere als sehr genussvoll.

Und jetzt Sie!

Experimentieren Sie mit Ihrem Gehörsinn
Machen Sie einen kleinen Rundgang durch Ihre Wohnung. Achten Sie hierbei darauf, mit welchen Gegenständen sich ein Geräusch erzeugen lässt: z. B. indem Sie eine Lebensmittelpackung schütteln, ein Marmeladenglas aufschrauben, eine Murmel auf dem Tisch rollen lassen, einen Kugelschreiber runterdrücken oder vielleicht eine quietschende Schranktür öffnen. Vielleicht haben Sie auch eine Muschel verfügbar, mit der Sie durch das Anhalten an Ihr Ohr das Meer rauschen hören können. Öffnen Sie das Fenster und nehmen Sie die Geräusche von draußen wahr. Versuchen Sie die einzelnen Geräusche zu beschreiben: Sind sie eher hell oder dumpf, laut oder leise, schrill oder zart, hoch oder tief? Welche Geräusche empfinden Sie in diesem Moment als angenehm, welche weniger? Wenn Sie Zugang zu verschiedenen Musikrichtungen haben, dann hören Sie in den folgenden Tagen auch hier einmal rein und achten Sie darauf, wie sich die einzelnen Musikstile anhören. Was gefällt Ihnen, was weniger?

Versuchen Sie, nachdem Sie die Übung abgeschlossen haben, in den folgenden Tagen bewusst auf die verschiedenen Klänge und Geräusche in Ihrer Umwelt zu achten. Welche erleben Sie als besonders angenehm und genussvoll?

Wenn Sie am Ende dieses Genusstrainings für sich herausgefunden haben, was Ihnen gut gefällt und was weniger, sind Sie schon einen guten Schritt weiter. Nun ist es vor allem wichtig, dass Sie sich dieses Genusserleben immer wieder erlauben und es als positives Element in den Alltag aufnehmen. Achten Sie auf täglichen Genuss – wie gesagt, dies ist keine Frage des Ausmaßes oder der Zeit. Schaffen Sie sich immer wieder bewusst kleine genussvolle Momente! So gelingt es, dem grauen Alltag Schritt für Schritt wieder mehr Farbe zu verleihen.

3.4 Wenn alles zu viel wird: Umgang mit Überforderung

Für Entlastung sorgen

Ziehen Sie Ihren aktuellen Wochenplan heran und überlegen Sie: Wo können Sie in der Durchführung einzelner Erledigungen Abstriche machen? Welche Aufgaben sind zwar diese Woche zu erledigen, eine nicht-perfekte, sondern nur 80%-ige Umsetzung ist jedoch in Ordnung? Können Sie z. B. in der Vorbereitung einer beruflichen Aufgabe, wie bspw. eines Vortrags, auf die eine oder andere Quelle verzichten und dennoch ein gutes Produkt abliefern? Oder können Sie anstelle eines selbstgebackenen Kuchens für eine Festlichkeit einen Kuchen kaufen und auf diese Weise Zeit sparen, die Sie für sich verwenden können?

Überlegen Sie weiter, welche bestehenden Aufgaben oder Teile davon an eine andere Person abgegeben werden könnten. Können Sie sich Hilfe holen, z. B. Ihre Angehörigen darum bitten, Sie im Haushalt zu unterstützen oder eine Reparatur zu erledigen oder einen Studien- oder Arbeitskollegen fragen, ob er Ihnen einen Sachverhalt erklären könnte, weswegen Sie sich schon seit Stunden den Kopf zerbrechen?

Mit diesen Überlegungen und Maßnahmen gelingt es oft schon, den Berg anstehender Pflichten etwas zu verkleinern und hiermit für Entlastung zu sorgen. Weiterhin bestehende Aufgaben lassen sich dann mit der folgenden Strategie Schritt für Schritt bewältigen.

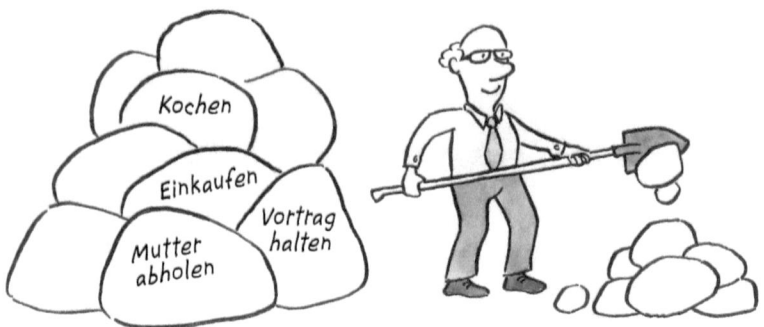

Schrittweise Aufgabenbearbeitung

Leiden Sie aufgrund eines immer größer werdenden Arbeitsbergs unter Überforderungsgefühlen, verfallen jedoch immer wieder in Untätigkeit und schieben Sie Erledigungen auf? Dann kann Ihnen die folgende Strategie der schrittweisen Aufgabenbearbeitung helfen. Ziel dieser Strategie ist es, alle anstehenden Aufgaben in Teilaufgaben zu unterteilen und somit in überschaubare und damit »verdauliche« Einheiten zu untergliedern, deren Bewältigung den Arbeitsberg Schritt für Schritt kleiner werden lässt. Folgen Sie hierzu den folgenden vier Schritten. Zur Veranschaulichung finden Sie jeweils ein Beispiel von Klara.

> **Und jetzt Sie!**
>
> **Schritt 1:** Listen Sie alle anstehenden Aufgaben auf. Ziehen Sie hierbei sowohl berufliche, als auch private Erledigungen mit ein.
>
> Klaras Liste sieht nach Schritt 1 folgendermaßen aus:
> - Hausarbeit schreiben
> - Wohnung saubermachen
> - Überweisung tätigen, um eine Rechnung zu bezahlen
> - Einkaufen

Schritt 2: Unterteilen Sie die einzelnen Aufgaben in kleine Teilschritte.

Folgende Teilschritte konnte Klara notieren:
- Hausarbeit schreiben:
  - Literaturrecherche im Internet, passende Artikel herunterladen
  - Bücher in Bibliothek suchen und ausleihen
  - Artikel/Bücher lesen und wichtige Stellen markieren
  - Gliederung für Hausarbeit schreiben
  - Einführung schreiben
  - Hauptteil schreiben
  - Diskussion schreiben
  - Literaturverzeichnis erstellen
  - Hausarbeit Korrektur lesen (lassen) und überarbeiten
  - Hausarbeit in Druck geben und abgeben
- Wohnung saubermachen:
  - Staubsaugen
  - Geschirr spülen
  - Wäsche waschen und aufhängen
  - Fenster putzen
- Geld überweisen:
  - Überweisungsträger ausfüllen
  - Überweisungsträger bei der Bank einwerfen
- Einkaufen:
  - Lebensmittel (Brot, Obst, Käse, Fisch) im Supermarkt kaufen
  - Kosmetikartikel (Gesichtscreme, Shampoo, Wattestäbchen) im Drogeriemarkt kaufen

Schritt 3: Beurteilen Sie, wie wichtig und dringlich die einzelnen Aufgaben sind. Achten Sie hierbei darauf, dass Sie denjenigen Aufgaben, die bei zu später oder Nicht-Erledigung negative Konsequenzen nach sich ziehen, eine höhere Priorität einräumen.

Klara hat ihren anstehenden Aufgaben die folgenden Prioritäten zugeordnet:
- ▶ Hohe Priorität:
  - Literaturrecherche im Internet, passende Artikel herunterladen
  - Bücher in Bibliothek suchen und ausleihen
  - Artikel/Bücher lesen und wichtige Stellen markieren
  - Überweisungsträger ausfüllen
  - Überweisungsträger bei der Bank einwerfen
  - Lebensmittel einkaufen
  - Geschirr spülen
- ▶ Mittlere Priorität:
  - Gliederung für Hausarbeit schreiben
  - Einführung schreiben
  - Hauptteil schreiben
  - Diskussion schreiben
  - Literaturverzeichnis erstellen
  - Staubsaugen
  - Wäsche waschen und aufhängen
  - Kosmetikartikel einkaufen
- ▶ Niedrige Priorität:
  - Hausarbeit Korrektur lesen (lassen) und überarbeiten
  - Hausarbeit in Druck geben und abgeben
  - Fenster putzen

Schritt 4: Erstellen Sie zwei Listen:

Liste A: Führen Sie hier alle Aufgaben auf, die hohe Priorität haben und die Sie bis zur nächsten Woche erledigen sollten. Planen Sie diese Aufgaben in Ihren Wochenplan für die bevorstehende Woche ein. Achten Sie wieder auf ein ausgewogenes Verhältnis zwischen Aufgaben und angenehmen Aktivitäten!

Liste B: Notieren Sie hier die Aufgaben, bei denen es wünschenswert wäre, wenn sie bald erledigt wären, die aber nicht eine ganz so hohe Priorität haben. Diese werden eingeplant und erledigt, sobald Liste A abgearbeitet ist.

Klara hat folgende zwei Listen erstellt:
- Liste A:
  - Literaturrecherche im Internet, passende Artikel herunterladen
  - Bücher in Bibliothek suchen und ausleihen
  - Artikel/Bücher lesen und wichtige Stellen markieren
  - Überweisungsträger ausfüllen
  - Überweisungsträger bei der Bank einwerfen
  - Lebensmittel einkaufen
  - Geschirr spülen
  - Gliederung für Hausarbeit schreiben
  - Staubsaugen
- Liste B:
  - Einführung schreiben
  - Hauptteil schreiben
  - Diskussion schreiben
  - Literaturverzeichnis erstellen
  - Wäsche waschen und aufhängen
  - Kosmetikartikel einkaufen
  - Hausarbeit Korrektur lesen (lassen) und überarbeiten
  - Hausarbeit in Druck geben und abgeben
  - Fenster putzen

Die Aufgaben der Liste A, teils auch die aus Liste B, hat Klara zusammen mit den zuvor gesammelten positiven Aktivitäten in ihren Wochenplan (s. Abb. 3.3) eingeplant. Auch hat sie versucht, eine feste Tagesstruktur aufzubauen, indem sie sich vornimmt, zu ähnlichen Zeiten aufzustehen und ins Bett zu gehen sowie zu regelmäßigen Zeiten zu essen.

Wochenplan vom 23.5. bis 29.5.

	Montag	Dienstag	Mittwoch	Donnerstag	Freitag	Samstag	Sonntag
< 6							
6–7							
7–8	07:30 aufstehen, duschen	07:30 aufstehen, frühstücken	07:30 aufstehen, duschen	07:30 aufstehen, duschen	07:30 aufstehen, frühstücken		
8–9	Brötchen holen, frühstücken, Zeitschrift lesen	Joggen gehen, duschen	Frühstücken, mit dem Rad zur Uni fahren	Brötchen holen, frühstücken, Zeitschrift lesen	Joggen gehen, duschen, mit Haarkur-Anwendung		
9–10	09:30 in die Bibliothek fahren, Internetrecherche für Hausarbeit, passende Artikel herunterladen	Tasse Tee trinken, in den Supermarkt gehen, einkaufen	Vorlesung	Gliederung für Hausarbeit überlegen und aufschreiben	mit dem Rad zur Uni fahren	09:00 aufstehen, kurz ins Bad, Brötchen holen, gemütlich frühstücken, Zeitschrift lesen	09:00 aufstehen, duschen, frühstücken
10–11		10:30 in die Bibliothek fahren, nach Büchern suchen, ausleihen		10:30 mit dem Bus zur Uni fahren	Seminar		Spaziergang
11–12			Artikel lesen, markieren	Vorlesung		Artikel/Bücher lesen, ggf. mit Einführung schreiben anfangen	Roman lesen

	Montag	Dienstag	Mittwoch	Donnerstag	Freitag	Samstag	Sonntag
12–13	mit Lisa Mittagessen gehen	mit Kommilitonen in die Mensa gehen	nach Hause fahren, Fisch mit Kartoffeln kochen,		mit Kommilitonen in die Mensa gehen		Salat zubereiten und essen
13–14	nach Hause fahren, Tasse Kaffee trinken,	Seminar	Essen, spülen	mit Kommilitonen in die Mensa gehen	Seminar	Eintopf kochen und essen	Wäsche waschen, aufhängen
14–15	Stricken		TV schauen	kleiner Einkaufsbummel durch die Stadt		Kuchen backen, spülen	Je nach Stand: weitere Artikel/Bücher lesen
15–16	Artikel lesen und markieren		Bücher lesen, Wichtiges rausschreiben, zwischendrin Kaffeepause!			Wohnung aufräumen	oder Einführung schreiben,
16–17	Spaziergang	kurze Kaffeepause, Bücher lesen, Wichtiges rausschreiben		nach Hause spazieren	nach Hause fahren, auf dem Weg kurz einkaufen	Lisa zu Kaffee und Kuchen einladen, evtl. zusammen spazieren gehen	zwischendurch: Pause mit Kuchen und Kaffee!

3.4 Wenn alles zu viel wird: Umgang mit Überforderung

	Montag	Dienstag	Mittwoch	Donnerstag	Freitag	Samstag	Sonntag
17–18	Artikel lesen und markieren		staubsaugen	Tee machen, Serie schauen	Spaghetti Bolognese kochen		
18–19	Abendessen, dabei Musik hören, Roman lesen	heimfahren, unterwegs Überweisungsträger einwerfen	Maniküre inkl. Nägel lackieren		Abendessen, spülen, dabei Hörbuch hören		stricken, danach mit dem Bus in die Stadt fahren
19–20	spülen, Überweisungsträger für Miete ausfüllen	Mit Lisa bei mir zu Hause Pizza backen und essen, quatschen	Abendessen, mit Bus zum Kino fahren	Abendessen		stricken	mit Verena Sushi essen gehen
20–21	DVD schauen		Kino mit Verena und Paul	mit Eltern telefonieren, Fotoalbum bekleben, Musik hören	mit Kommilitonen in eine Bar gehen	Serie schauen	
21–22							Mit dem Bus nach Hause, evtl. noch etwas TV schauen

	Montag	Dienstag	Mittwoch	Donnerstag	Freitag	Samstag	Sonntag
> 22			Mit Bus nach Hause fahren		Spätestens um 01:00 ins Bett.		
	heiße Honigmilch trinken, ins Bad, noch etwas lesen, dann gegen 23:00 Uhr ins Bett.	heiße Honigmilch trinken, ins Bad, noch etwas lesen, dann gegen 24:00 Uhr ins Bett.	heiße Honigmilch trinken, ins Bad, noch etwas lesen, dann gegen 23:30 Uhr ins Bett.	heiße Honigmilch trinken, ins Bad, noch etwas lesen, dann gegen 23:00 Uhr ins Bett.		heiße Honigmilch trinken, ins Bad, noch etwas lesen, dann gegen 23:30 Uhr ins Bett.	heiße Honigmilch trinken, ins Bad, noch etwas lesen, dann gegen 23:00 Uhr ins Bett.

Abbildung 3.3 Der Wochenplan für die bevorstehende Woche am Beispiel von Klara (22), nachdem sie gezielt positive Aktivitäten eingeplant hat und bestehende Aufgaben und Pflichten in zu bewältigende Teilaufgaben untergliedert hat. Hellgrau unterlegt sind die von ihr als angenehm wahrgenommenen Aktivitäten, dunkelgrau unterlegt die eingeplanten Aufgaben und Erledigungen.

Umgang mit Plänen. Obwohl es für Ihren erfolgreichen Weg aus der Depression bedeutsam ist, Aktivitäten stimmungsförderlich zu planen und diese auch umzusetzen, besteht das Ziel nicht in einer allzu rigiden Handhabung des Wochenplans. Spontane Änderungen sind natürlich weiterhin möglich. Sie sollten jedoch darauf achten, dass Sie in der Regel eine gewisse Struktur sowie ein ausgewogenes Verhältnis zwischen Aufgaben und Pflichten auf der einen Seite und positiven Aktivitäten auf der anderen Seite beibehalten. Dies schafft Stabilität und wird sich positiv auf Ihre Stimmung auswirken.

Die Kunst, »Nein« zu sagen

Neben den eigenen überhöhten Ansprüchen und der Tendenz, Aufgaben aufzuschieben, gibt es bei zu Depressionen neigenden Menschen oft noch eine weitere Quelle für Überforderung: die Unfähigkeit, auf äußere Anfragen hin mit einem »Nein« zu reagieren. Vielleicht kommt Ihnen die eine oder andere Situation hierzu bekannt vor…

▶ Die Schwiegermutter möchte am kommenden Wochenende zu Kaffee und Kuchen vorbeikommen. Sie hatten eigentlich geplant, das Wochenende zu nutzen, um in Ruhe den Wocheneinkauf zu erledigen, den Keller auszumisten und in Ruhe im Garten zu sitzen. Aus Angst, sie vor den Kopf zu stoßen, stimmen Sie zu, bekommen jedoch Bauchschmerzen bei dem Gedanken daran, alles unter einen Hut zu kriegen bzw. wieder mal auf Ihre geliebte Gartenpause verzichten zu müssen.

▶ Ihr Kollege fragt Sie, ob Sie ihn nach der Arbeit mit dem Auto mit nach Hause nehmen könnten. Eigentlich hatten Sie vorgehabt, nach der Arbeit noch in ein Einkaufszentrum zu gehen, worauf Sie sich schon seit einigen Tagen gefreut haben. Da Sie fürchten, dass Ihr Kollege Sie ablehnen könnte, werfen Sie Ihre Pläne über den Haufen und fahren mit ihm nach der Arbeit direkt nach Hause.

▶ Ihre beste Freundin hat Geburtstag und feiert eine Party. Sie fragt Sie, ob Sie zum Buffet etwas beisteuern könnten. Auch wenn Sie gerade mitten in der Prüfungsphase stecken, möchten Sie sie nicht enttäuschen und willigen ein, etwas zum Essen mitzubringen. Für die Vorbereitungen lassen Sie Ihre Lernpause ausfallen.

▶ Ein Obdachloser bittet Sie um etwas Kleingeld. Aus schlechtem Gewissen heraus, wenn Sie ihm nichts geben würden, geben Sie ihm Ihr restliches Kleingeld. Um mit der Bahn wieder nach Hause zu kommen, müssen Sie nun noch schnell unter Zeitdruck einen Bankautomat finden, um Geld für ein Ticket abzuheben.

▶ Ihr Chef bittet Sie, trotz Feierabend, den Sie gerade aufgrund eines anschließenden Arzttermins einleiten wollten, eine Aufgabe abzuschließen. Sie sagen Ihren Arzttermin ab und bleiben noch eine weitere Stunde im Büro.

All diesen Situationen ist gemein, dass die Betroffenen schließlich entgegen Ihrer Bedürfnisse handeln, für sie wichtige andere Termine nicht wahrnehmen oder in Zeitnot und Stress geraten.

Sicherlich besteht das Ziel nicht darin, auf all die an Sie gerichteten Bitten und Anfragen stets stur mit einem »Nein« zu reagieren. Dies würde sicherlich zu zwischenmenschlichen Problemen, vielleicht sogar zu einer zunehmenden Isolation führen. Werden die eigenen Bedürfnisse jedoch regelmäßig übergangen, eigene Interessen in den Hintergrund gestellt und der Stresspegel immer wieder durch zusätzliche Aufgaben erhöht, steigt das Risiko einer depressiven Episode oder deren Aufrechterhaltung. Daher besteht ein ganz wesentliches Ziel darin, sich abgrenzen zu lernen und in manchen Fällen »Nein« zu sagen.

Was hindert uns daran, »Nein« zu sagen? Hinter der Unfähigkeit, »Nein« zu sagen und sich damit für die eigenen Bedürfnisse und Interessen zu entscheiden, liegen meist tief verankerte Einstellungen und Überzeugungen. Es ist sinnvoll, diese hinsichtlich ihrer Gültigkeit genauer unter die Lupe zu nehmen und einmal kritisch zu hinterfragen. Diese könnten zum Beispiel folgendermaßen aussehen:

▶ Nur wer immer »Ja« sagt, wird gemocht.
▶ Wer einmal »Nein« sagt, wird abgelehnt.
▶ Wenn ich »Nein« sage und auf meine eigenen Bedürfnisse achte, bin ich egoistisch.
▶ Ich muss von allen gemocht werden.

In Abschnitt 3.6 »*Wie Sie Ihre Gedanken beeinflussen lernen*« finden Sie, wie Sie mit solchen, oft eher wenig hilfreichen Einstellungen umgehen können, damit sie an Gewicht verlieren und nicht mehr unweigerlich Ihr Handeln beeinflussen.

Neben den zugrunde liegenden Einstellungen sind es aber auch häufig die Reaktionen unseres Gegenübers, die wir im Falle eines »Neins« als unangenehm erleben und daher tunlichst vermeiden wollen. So kann unser Gegenüber infolge einer Ablehnung enttäuscht, traurig, manchmal sogar auch erbost reagieren. Dies wiederum löst bei uns ein schlechtes Gewissen, Schuldgefühle oder gar Angst aus. Daher muss eine Person, die lernt »Nein« zu sagen, gleichzeitig auch lernen, damit einhergehende unangenehme Gefühlszustände auszuhalten.

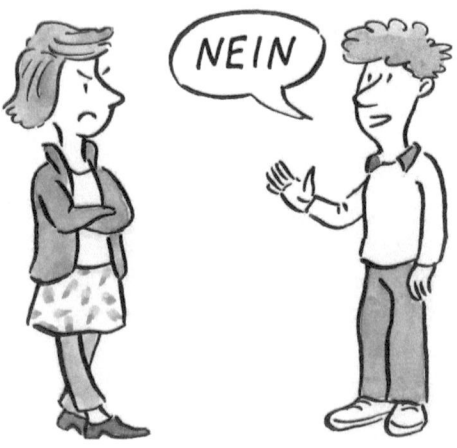

Was bringt es uns, »Nein« zu sagen? Zunächst haben wir den Blick darauf gerichtet, weshalb es so schwer ist, »Nein« zu sagen und dies den Anschein erwecken könnte, es am besten so oft wie möglich zu umgehen. Wir möchten uns nun aber vor Augen führen, was es für Vorteile bringt, vom »Ja-Sager« zum gelegentlichen »Nein-Sager« zu werden:

▶ *Mehr Zeit für die eigenen Bedürfnisse und Interessen:*
Wie zu Beginn dieses Abschnitts bereits erwähnt, ist die Berücksichtigung eigener Bedürfnisse und Interessen ein zentrales Element zur Vermeidung depressiver Einbrüche. Wer »Nein« zu anderen sagt, sagt gleichzeitig »Ja« zu sich selbst.

▶ *Respektiert anstelle bloß gemocht werden:*
Wer ständig »Ja« sagt, fällt zwar nicht negativ auf, läuft jedoch Gefahr, dass ihn sein Gegenüber nicht richtig ernst nimmt. Für sich selbst sorgen zu können und für sich einzustehen, indem man zu manchen Dingen auch »Nein« sagt, ist eine Fähigkeit, die von vielen anderen geschätzt wird und Respekt verleiht.

▶ *»Echte« Freunde von »falschen« Freunden unterscheiden:*
Es ist völlig natürlich, auf das Ablehnen einer Bitte auch einmal enttäuscht zu reagieren. »Echte« Freunde tragen einem dies, wenn es gelegentlich passiert, in der Regel nicht längerfristig nach, und sie wenden sich normalerweise auch nicht komplett ab. Menschen, die dies tun, haben meist ein anderes Beziehungsmotiv, nämlich den größtmöglichen eigenen Nutzen aus der Beziehung zu ziehen. Wer »Nein« sagen kann, erkennt, welche Personen es ernst mit ihm meinen und welche nicht.

▶ *Das Selbstbewusstsein wächst:*
Wer es schafft, die eigenen Bedürfnisse und Interessen hin und wieder über die der anderen zu stellen, beweist sich gleichzeitig, dass man es wert ist. Das Selbstbewusstsein steigt an. Wer hingegen zu allem »Ja« sagt, stärkt die implizite Überzeugung, dass »man es mit ihr/ihm ja machen kann«. Dies wiederum schwächt das Selbstbewusstsein.

»Nein« sagen – wie es praktisch (mit etwas Übung) geht. In der jeweiligen Situation ist es aus oben beschriebenen Gründen oft gar nicht so einfach, »Nein« zu sagen. Es bietet sich daher an, es im Vorhinein im Rahmen von einigen »Trockenübungen« zu üben. Vielleicht gibt es auch einen Übungspartner, z. B. einen Freund oder ein Familienmitglied, der im Rahmen eines Rollenspiels in die Rolle Ihres Gegenübers schlüpfen kann. Dies ist zwar zunächst eine etwas komische und ungewohnte Situation, Sie ermöglichen auf diese Weise Ihrem Gehirn jedoch, neues Verhalten zu lernen, ohne dass Ihnen daraus eine negative Konsequenz entstehen könnte. Sie dürfen Fehler machen, diese korrigieren und Ihr Verhalten entsprechend neu ausrichten, ohne dass etwas Schlimmes passiert. Wenn Sie das erprobte, neue Verhalten dann in der »echten« Situation zum ersten Mal umsetzen, werden Sie merken, dass es einfacher ist, als wenn Sie es noch nie zuvor ausprobiert hätten. Ihr Gehirn kann hierbei auf bereits Gelerntes zurückgreifen.

Und jetzt Sie!

Vorbereitung des Rollenspiels

Zur Vorbereitung eines Rollenspiels ist es sinnvoll, dass Sie sich im Vorhinein überlegen, was Sie sagen möchten. Berücksichtigen Sie hierbei Folgendes:

▶ Welches Ziel möchten Sie in dieser Situation erreichen? Möchten Sie die Bitte Ihres Gegenübers komplett ablehnen oder einen Kompromiss anbieten? Spüren Sie in sich hinein und achten Sie auf Ihr Bedürfnis: Mit welchem Ausgang wären Sie zufrieden? Womit wären Sie hingegen überfordert, da es Ihnen zu viel wäre oder bei welchem Ausgang würden Sie sich im Nachhinein vielleicht sogar über sich selbst ärgern, nicht anders gehandelt zu haben?

▶ Berücksichtigen Sie hierbei: Wie nachdrücklich oder forsch darf ich in dieser Situation »Nein« sagen? Je nach Situation sollten Sie Ihr Verhalten diesbezüglich anpassen. Beispielsweise können Sie gegenüber einer Ihnen unbekannten Person, zu der keinerlei Verbindung besteht, forscher auftreten als gegenüber Ihrem Chef, zu dem ein gewisses Machtgefälle besteht. In letzterem Falle sollten Sie daher in Ihren Formulierungen darauf achten, nicht zu fordernd bzw. harsch aufzutreten.

▶ Prüfen Sie zudem: Würde Ihr Gegenüber Ihnen auch helfen und das Gleiche für Sie tun? Besteht eine ausgewogene oder eher eine einseitige Beziehung? Sollten Sie zu dem Schluss kommen, dass Sie in dieser Beziehung deutlich mehr geben anstatt zu nehmen, dürfen Sie in Ihrer Abgrenzung auch deutlicher auftreten. Kommen Sie hingegen zu dem Ergebnis, dass Ihr Gegenüber Ihnen zuletzt auch eine Reihe von Gefal-

len getan hat, sollten Sie, sofern Ihnen die Beziehung am Herzen liegt, prüfen, ob Kompromisse möglich sind.
▶ Nachdem Sie Ihr Ziel festgelegt haben, ist es hilfreich, sich Formulierungen zu überlegen. Achten Sie hierbei darauf, nicht allzu lange »um den heißen Brei herum zu reden« oder in weitschweifige Rechtfertigungen abzurutschen. Dies wirkt eher unsicher, weshalb Ihr Gegenüber (sofern es sich um ein sehr hartnäckiges handelt) eventuell weitere Versuche starten wird, Sie weich zu kriegen. Kommen Sie also schnell zum Punkt, bringen Sie kurz und prägnant Ihr Anliegen zum Ausdruck.
▶ Achten Sie auf Ihre Körpersprache: Eine aufrechte Körperhaltung mit gerade ausgerichteten Schultern, Blickkontakt sowie eine klare, feste Stimme signalisieren Selbstsicherheit und unterstreichen Ihre Abgrenzung.

Diese Überlegungen sollten sich natürlich nicht nur auf die Rollenspiele beschränken, sondern dann auch im Rahmen der »echten« Situationen durchgeführt werden. Dies ist sicherlich in so expliziter Weise oft nicht möglich, da »echte« Situationen zumeist eine schnelle Reaktion Ihrerseits erforderlich machen. Sie werden aber bemerken, dass sich solche Prozesse mit etwas Übung automatisieren, ohne dass Sie sich hierfür jeweils »Bedenkzeit« einräumen müssten.

Durchführung des Rollenspiels
Geben Sie Ihrem Rollenspielpartner vor dem Rollenspiel kurze Handlungsanweisungen, was Ihr Gegenüber genau von Ihnen in der jeweiligen Situation eingefordert bzw. gewünscht hat. Führen Sie dann das Rollenspiel durch. Bringen Sie Ihre Aussage entsprechend der vorangegangenen Überlegungen zum Ausdruck. Bitten Sie Ihren Rollenspielpartner im Nachhinein, Ihnen zurückzumelden, wie Sie auf ihn gewirkt haben, während Sie sich abgrenzt haben. War es zu harsch, zu unsicher oder für die Situation stimmig? Was haben Sie gut gemacht? Vielleicht kann er Ihnen auch rückmelden, was Sie für weitere Durchgänge noch verbessern können.

> Nach diesen Vorbereitungen können Sie sich getrost daran versuchen, sich im »wahren Leben« abzugrenzen!

Abgrenzung ist in Ordnung. Erlauben Sie es sich, sich gegenüber anderen abzugrenzen! Machen Sie sich bewusst, dass Ihre Bedürfnisse und Interessen genauso wichtig sind wie die der anderen. Um bei anderen beliebt zu sein, ist es nicht nötig, stets zu gefallen und zu allem »Ja« zu sagen. Im Gegenteil: Ein gelegentliches »Nein« wirkt selbstbewusst und erzeugt Respekt beim Gegenüber! Auch wenn das Gegenüber zunächst erst einmal enttäuscht reagiert, ist dies meist von kurzer Dauer und renkt sich wieder ein.

Lenken Sie sich bei aufkommenden unangenehmen Gefühlen, wie einem schlechten Gewissen, ab, indem Sie sich mit etwas anderem beschäftigen, z. B. Ihrem Hobby nachgehen oder sich mit einem Freund austauschen.

3.5 Die Mischung macht's!

Bis hierhin haben Sie schon einiges darüber erfahren, wie Sie über Ihr Verhalten positiv auf Ihre depressive Stimmung Einfluss nehmen können. Dies lässt sich folgendermaßen zusammenfassen:

- ▶ Tun Sie Dinge, die Ihnen gut tun, indem Sie gezielt positive Aktivitäten durchführen und die Dinge in Ihrem Alltag (wieder) bewusst genießen. Schaffen Sie hierdurch einen Ausgleich zu den täglichen Aufgaben und Pflichten.
- ▶ Achten Sie auf Struktur durch regelmäßige Schlafenszeiten, Mahlzeiten und körperliche Aktivitäten.
- ▶ Schauen Sie zudem, dass Sie sich nicht überfordern. Reduzieren Sie überhöhte Ansprüche, bearbeiten Sie Ihre Aufgaben schrittweise und grenzen Sie sich gegen zu viele Forderungen anderer ab.

Bei dem, was wir tun, kommt es auf die richtige Mischung an. Angenommen, Sie würden sich nur noch mit genussvollen Dingen beschäftigen, wäre dies genauso ungünstig, wie wenn Sie ausschließlich Aufgaben und Verpflichtungen erledigen würden. Wenn Sie sich nur noch körperlich verausgaben und rund um die Uhr Sport treiben würden, wäre es genauso problematisch, wie wenn Sie die ganze Zeit entspannenden Tätigkeiten nachgehen würden.

Um Depressionen zu überwinden und erneuten depressiven Phasen vorzubeugen, sollten Sie daher zu starke Einseitigkeit vermeiden und Ihre Aktivitäten im Tagesverlauf so kombinieren, dass unterschiedliche Bereiche bzw. Ebenen angesprochen werden. Der folgende Kasten gibt Beispiele, wie befriedigende Aktivitäten auf verschiedenen Ebenen aufgebaut werden können.

Aufbau befriedigender Aktivitäten auf verschiedene Ebenen

Erledigungen/Erfolg	Aufräumen, Telefonate tätigen, Briefe schreiben, den Berg an Aufgaben Schritt für Schritt abarbeiten, Wohnung putzen, umräumen, Dinge aussortieren etc.
Körper – Aktivierung	Sport treiben, sich austoben, körperlich anstrengen (z. B. Garten umgraben), Tanzen etc.
Körper – Entspannung	Meditieren, ein Bad nehmen, ausruhen, in die Sauna gehen, autogenes Training, progressive Muskelentspannung etc.
Genuss/Vergnügen	Etwas Leckeres essen oder trinken, Musik hören, Zärtlichkeiten austauschen, sich massieren (lassen), Sex haben etc.
Kognitiv – Konzentration	Gedanken aufschreiben, sortieren, Rätsel lösen, einer Religion nachgehen, Meditieren, Achtsamkeitsübungen etc.
Kognitiv – Ablenkung	TV schauen, Lesen, Konzert/Kino/Theater besuchen, Einkaufen, ein Spiel spielen, Kochen, Backen etc.
Kognitiv – Kreativität	Musizieren, Malen, Gestalten, Basteln, Handwerken etc.
Sozial – Zuwendung	Menschen sehen, mit ihnen reden, neu kennenlernen, Kontakte wiederbeleben, gemeinsame Aktivitäten durchführen etc.
Sozial – Abgrenzung	Sich abgrenzen, Nein sagen, Ärger ausdrücken, Konflikte ansprechen und klären etc.

(nach Zimmer, 1999)

Sie können sich diese Ebenen wie Schubladen vorstellen, die Sie mit unterschiedlichen Aktivitäten füllen. Achten Sie darauf, dass jede Schublade gefüllt ist. Erst durch die Mischung der einzelnen Komponenten erzielen Sie einen auf längere Frist befriedigenden Zustand!

Und jetzt Sie!

Überprüfen Sie doch einmal, ob Sie für die kommende Woche in jeder der im oberen Kasten beschriebenen Schubladen »etwas drin haben«! Als Vorlage dient Ihnen Arbeitsblatt 5.

Erledigungen/Erfolg	
Körper – Aktivierung	
Körper – Entspannung	
Genuss/Vergnügen	
Kognitiv – Konzentration	
Kognitiv – Ablenkung	
Kognitiv – Kreativität	
Sozial – Zuwendung	
Sozial – Abgrenzung	

Sind Ihre Aktivitäten zu einseitig verteilt oder sind sie weitgehend ausgeglichen?
Versuchen Sie bei zu einseitiger Verteilung die noch leeren Schubladen zu befüllen und die jeweilige Aktivität dann in Ihren Wochenplan zu übernehmen! Lassen Sie sich dabei durch die obigen Beispiele anregen! Gerne dürfen Sie natürlich aber auch eigene Ideen entwickeln.

3.6 Wie Sie Ihre Gedanken beeinflussen lernen

Wie Sie an früherer Stelle erfahren haben, lässt sich die Stimmung indirekt über die Veränderung von Verhalten und Gedanken beeinflussen. Nachdem wir uns damit beschäftigt haben, wie Sie Ihr Verhalten möglichst stimmungsförderlich anpassen können, wollen wir uns nun den Gedanken widmen und erläutern, wie Sie diese beeinflussen können.

Gedankliche Prozesse laufen sehr rasch, automatisch und meist unbemerkt ab. Das Problem hierbei besteht darin, dass sie unweigerlich Einfluss auf unser Verhalten und unsere Stimmung nehmen.

Die im folgenden Kasten beschriebene Geschichte illustriert sehr schön, wie unsere Gedanken auf unser Empfinden und unser Verhalten einwirken.

> **Der Mann mit dem Hammer**
> Ein Mann will ein Bild aufhängen. Den Nagel hat er, nicht aber den Hammer. Der Nachbar hat einen. Also beschließt unser Mann, hinüberzugehen und ihn auszuborgen. Doch da kommt ihm ein Zweifel: Was, wenn der Nachbar mir den Hammer nicht leihen will? Gestern schon grüßte er mich nur so flüchtig. Vielleicht war er in Eile. Vielleicht hat er die Eile nur vorgeschützt, und er hat was gegen mich. Und was? Ich habe ihm nichts getan; der bildet sich da etwas ein. Wenn jemand von mir ein Werkzeug borgen wollte, ich gäbe es ihm sofort. Und warum er nicht? Wie kann man einem Mitmenschen einen so einfachen Gefallen abschlagen? Leute wie dieser Kerl vergiften einem das Leben. Und dann bildet er sich noch ein, ich sei auf ihn angewiesen. Bloß weil er einen Hammer hat. Jetzt reicht's mir wirklich. – Und so stürmt er hinüber, läutet, der Nachbar öffnet, doch bevor er »Guten Tag« sagen kann, schreit ihn unser Mann an: »Behalten Sie Ihren Hammer«.
> (nach Watzlawick, 1993)

Betrachtet man die typischen Gedanken depressiv erkrankter Menschen genauer, stellt man fest, dass diese negativ gefärbt und oft sehr belastend sind. Häufig sind sie gekennzeichnet durch Verallgemeinerungen wie »nie, immer, keiner, alle, niemand«, was deren Wirkung noch stärker werden lässt. Diese Gedanken führen dazu, dass die Stimmung noch weiter sinkt.

Daher besteht ein wesentliches Ziel in der Bewältigung der Depression darin, diese Gedanken zu erkennen, zu kontrollieren und zu verändern.

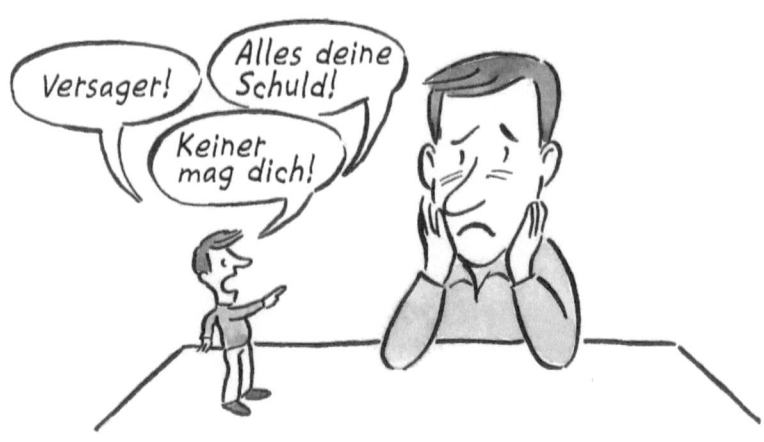

Gedanken erkennen
Um den negativen Einfluss depressiv gefärbter Gedanken zu stoppen und somit Kontrolle über seine Gedanken zu erhalten, ist es zunächst wichtig, ein Bewusstsein für die oft automatisiert ablaufenden Gedankenprozesse und deren Wirkung herzustellen. Dies gelingt dadurch, indem Sie als ersten Schritt all Ihre typisch negativen, belastenden, in Grübelschleifen wiederkehrenden Gedanken aufschreiben. Der folgende Kasten beinhaltet einige Beispiele dieser typisch depressiven Gedanken.

> *Ich werde das nie schaffen.*
> *Ich bin ein Versager.*
> *Ich darf keinen Fehler machen.*
> *Keiner mag mich.*
> *Mein Leben ist sinnlos.*
> *Ich bin ganz allein.*
> *Aus der Depression komme ich niemals mehr raus.*
> *Das wird nie mehr besser.*
> *Ich bin hässlich.*
> *Alles meine Schuld.*
> *Ich bereite allen nur Kummer und Sorgen.*
> *Ich komme zu kurz, allen anderen geht es besser.*
> *Ich tauge zu nichts.*
> *Wozu soll ich überhaupt noch aufstehen?*
> *Ich verdiene nichts Gutes.*
> *Das ist eine furchtbare Schande.*
> *Mein Leben ist ein einziger Fehltritt.*
> *Das bringt ja doch alles nichts.*
> *Die Dinge werden immer schlimmer.*

In einem nächsten Schritt geht es schließlich darum, sich deren Wirkung auf die eigene Stimmung bewusst zu werden. Das folgende kleine Experiment macht ganz schön deutlich, welche Wirkung diese Gedanken auf Ihre Stimmung haben können und wie wichtig es daher ist, diese aktiv zu verändern.

Und jetzt Sie!

▶ Nehmen Sie sich einen Stapel Karteikarten zur Hand, wenn nicht verfügbar, genügt aber auch ein einfaches Blatt Papier. Notieren Sie darauf all Ihre typisch negativen, belastenden, immer wiederkehrenden Gedanken! Falls es Ihnen schwer fällt, diese Gedanken aus dem Stehgreif zu registrieren, überlegen Sie, in welcher Situation aus der letzten Zeit Sie traurig, niedergeschlagen oder enttäuscht waren.

- Was war das für eine Situation, welche Bedeutung hatte sie für Sie?
- Welche Gedanken oder Bilder gingen Ihnen dabei durch den Kopf?

Vielleicht trifft aber auch der eine oder andere Gedanke aus dem oberen Kasten auf Sie zu? Schreiben Sie diesen mit dazu!

▶ Lesen Sie sich die notierten Gedanken einzeln nacheinander laut vor und nehmen Sie deren Einfluss auf Ihre Stimmung wahr. Wie geht es Ihnen damit?

Vermutlich werden Sie beobachten, dass Ihnen diese Gedanken nicht gut tun und Ihre Stimmung hierdurch noch schlechter wird. Viele Betroffene würden diese Gedanken am liebsten loswerden.

Gedanken kontrollieren
Ein ganz wesentlicher Schritt bei der Arbeit mit unseren Gedanken ist, die eigenen negativen automatischen Gedanken zu erkennen und sich deren Wirkung auf das eigene Befinden bewusst zu werden. Dies bildet jedoch lediglich eine Ausgangslage und führt noch nicht dazu, dass diese Gedanken verschwinden oder dass deren Einfluss auf Ihre Stimmung nachlässt. Wenn Sie einmal versuchen, diese belastenden Gedanken zu unterdrücken und mit aller Gewalt loszuwerden, werden Sie feststellen, dass dies vielleicht kurzfristig funktioniert (z. B. indem Sie während eines solchen Gedankens kräftig auf den Tisch schlagen). Relativ kurz danach taucht der bereits vertraute Gedanke jedoch wieder auf. Wie aber können wir unsere Gedanken kontrollieren?

Das Ziel der Gedankenkontrolle liegt nicht darin zu versuchen, unsere negativen, belastenden Gedanken zu unterdrücken. Vielmehr besteht das Ziel darin, deren Auftreten und Dasein zunächst zu akzeptieren. Ob und inwiefern Sie auf den Inhalt dieser Gedanken dann eingehen, sie wichtig nehmen und auf sich wirken lassen, entscheiden jedoch Sie – und dies ist eine wichtige Entscheidung, da sie unmittelbar Ihre Stimmung beeinflusst. Daher sollen Sie lernen, den Inhalt dieser Gedanken nicht ungefragt und automatisch für bare Münze zu nehmen, sondern aktiv zu hinterfragen. Gleichzeitig ist es hilfreich, sich gezielt und verstärkt wieder positiveren und konstruktiveren Inhalten zuzuwenden.

Negative Gedanken hinterfragen. Das Problematische an unseren automatischen Gedanken ist, dass es sich hierbei um Interpretationen handelt, d. h. um sehr subjektive Ansichten, die nicht unbedingt den Tatsachen entsprechen. Es lohnt sich daher, die eigenen Gedanken erst einmal zu erkennen und sie dann zu hinterfragen und zu überprüfen, ob sie der Situation angemessen sind.

Ziehen wir zur Veranschaulichung eine Situation aus unserem zweiten Fallbespiel von Harald heran: Harald hatte an einem Abend einen Konflikt mit seiner Frau. Sie fragte ihn beim Abendessen, ob er tagsüber die Hecke im Garten fertig geschnitten hätte, womit er die Tage zuvor begonnen hatte. Er reagierte daraufhin sehr schnippisch, da er tatsächlich mittags Schwierigkeiten gehabt hatte, sich zu dieser Arbeit aufzuraffen und seit dem letzten Versuch nicht weitergekommen war. Er sagte zu seiner Frau, sie sollte sich doch einen anderen Mann suchen, der diesen Aufgaben schneller und besser nachkäme als er, stand anschließend auf und zog sich auf der Couch zurück. Den restlichen Abend sprach er nicht viel und gab nur noch einsilbige Antworten.

(1) Gedanken erkennen: Mit Harald wurden die in dieser Situation automatisch aufgetretenen Gedanken gesammelt:
– »Ich bekomme nichts mehr hin!«
– »Meine Frau ist unzufrieden mit mir – völlig zu Recht!«
– »Mit so einem wie mir wird meine Frau nicht mehr glücklich, sie hat etwas Besseres verdient.«

Liest man sich diese Gedanken durch, ist es kaum verwunderlich, dass sich Harald in der Folge noch schlechter gefühlt hat und sich nur noch zurückziehen wollte. Er berichtet von Gefühlen der Schuld, Niedergeschlagenheit und Hoffnungslosigkeit.

(2) Gedanken hinterfragen: Nachdem die Gedanken erkannt und deren Wirkung auf die Stimmung deutlich gemacht wurden, überprüfte Harald die Inhalte seiner Gedanken.
Hierzu dienen die folgenden Fragen:
– Was spricht für den Gedanken, was dagegen?

- Welche anderen Interpretationen oder Erklärungen hätte es für dieselbe Situation noch geben können?
- Wie hätte eine andere Person diese Situation bewertet?

Harald fand heraus, dass er es zwar an dem betreffenden Tag nicht geschafft hatte, die Hecke fertig zu schneiden. Andererseits hatte er aber zwei Tage zuvor schon gut Zweidrittel und damit mehr als die Hälfte der Hecke geschnitten. Diese Tatsache widerspricht dem Gedanken, dass er nichts mehr hinbekomme. Aber auch über das Heckenschneiden hinaus konnte Harald feststellen, dass er andere Dinge »nebenher« geschafft hatte, z. B. einen Reifenwechsel beim Auto.

Bezüglich des zweiten Gedankens erkannte Harald, dass er in die Frage seiner Frau, ob er die Hecke fertig geschnitten habe, deutlich mehr hineininterpretiert hatte, als tatsächlich drin steckte. Dass seine Frau mit ihm unzufrieden ist, stellte in dem Moment seine subjektive Interpretation dar. Eine andere Erklärung für dieselbe Situation könnte darin liegen, dass seine Frau lediglich Interesse zeigen und in Erfahrung bringen wollte, wie ihr Mann seinen Tag verbracht hatte. In keinem Satz hatte sie gesagt, dass sie das unzufrieden stimmt oder ärgert. Auch deutete ihr nonverbales Verhalten nicht darauf hin, sondern ihre Frage war offen und freundlich an ihn gewandt.

Schließlich betrachtete Harald seinen letzten Gedanken und versuchte diesen aus der Perspektive einer dritten Person zu sehen. Ein guter Freund würde wohl zu ihm sagen, dass er bereits über 30 Jahre mit seiner Frau verheiratet sei und diese nun, nachdem er die Hecke an diesem Tag nicht fertig geschnitten hatte, sicher nicht das Glück ihrer Ehe daran festmachen werde. Letztes Jahr hatte Harald seine Frau zum Hochzeitstag zu einem Überraschungstrip nach Paris eingeladen, worüber sie sich sehr gefreut hatte. Er konnte erkennen, dass er grundsätzlich bemüht darin war, seine Frau glücklich zu stellen, aber auch, dass wenn es einmal nicht so rund lief, dies nicht gleich zu bedeuten hatte, dass seine Frau nicht mit ihm glücklich sein könnte. Eine gute Beziehung erträgt auch einmal schwierigere Phasen – das hatte seine Beziehung in den letzten Jahren mit

wiederholten depressiven Einbrüchen immer wieder bewiesen. Harald schrieb diese Alternativgedanken auf ein Blatt Papier.
Positive, hilfreiche Gedanken formulieren. Da positive Gedanken in der Regel während einer depressiven Phase nur schwer greifbar sind, gilt es, diese wieder vermehrt in das Bewusstsein zu rücken. Nachdem es Ihnen gelungen ist, Ihre negativen Gedanken zu erkennen und zu hinterfragen, besteht der nächste Schritt darin, einen hilfreichen Gedanken zu formulieren, der dem ursprünglich negativen Gedanken entgegensteht.
Wenden wir uns hierzu noch einmal unserem Beispiel zu. Nachdem sich Harald überlegt hatte, mit was für Worten ein guter Freund ihn in dieser Situation aufbauen könnte, formulierte er die folgenden hilfreichen Gedanken:

- »Kopf hoch, morgen ist ein neuer Tag, an dem ich mir erneut an der Hecke zu schaffen machen kann, ein Tag mehr oder weniger ist doch nicht so schlimm!«
- »Meine Frau liebt mich und zeigt Interesse an mir.«
- »Unsere Beziehung ist stabil genug und wird diese Krise schon aushalten.«

Harald notierte diese Gedanken und überprüfte anschießend noch einmal, welchen Einfluss die neue Betrachtungsweise auf seine Stimmung hatte. Wenngleich die negative Stimmung nicht völlig zurückgegangen ist, merkte er dennoch eine Abschwächung in ihrer Intensität.

Im folgenden Kasten ist eine Reihe hilfreicher, realitätsnaher Gedanken aufgeführt. Vielleicht kann der eine oder andere dazu dienlich sein, ihn Ihren negativen Gedanken entgegenzusetzen.

Ich krieg das schon hin!
Ich verfüge über eine Reihe positiver Eigenschaften.
Jeder macht mal einen Fehler – das ist menschlich.
Es gibt Menschen, die mich mögen.
Auch wenn mein Leben aktuell durch die Depression beschwert ist, hatte es schon einige gute Momente und positive Phasen.
Ich bin nicht allein.

Ich werde wieder gesund.
Es wird wieder besser.
Jeder Mensch hat schöne Seiten an sich – auch ich.
Niemand hat alleine Schuld – auch ich nicht!
Ich kann für andere da sein.
Auch wenn gerade nicht alles zufriedenstellend für mich ist, so gibt es einiges in meinem Leben, worüber ich mich glücklich schätzen kann.
Ich habe schon einiges in meinem Leben bewältigt.
Aufstehen lohnt sich!
Ich bin es wert!
Schritt für Schritt klappt das schon.

Und jetzt Sie!

Nehmen Sie sich Arbeitsblatt 6 aus den Online-Materialien zur Hand. Auf diesem Gedankenprotokoll können Sie Ihre automatischen Gedanken registrieren und aktiv hinterfragen.
► Füllen Sie hierzu zunächst die Spalten unter Punkt 1 bis 3 aus.
► Versuchen Sie dann, unter Punkt 4 einen konstruktiveren Gedanken zu formulieren. Falls Ihnen das schwer fällt, können Sie auf den Kasten mit den hilfreichen, realitätsnahen Gedanken zurückgreifen.
► Beurteilen Sie zuletzt die Auswirkung der Alternativerklärungen und des hilfreichen Gedankens auf ihre Stimmung!

3.7 Wie Sie Ihren Selbstwert stärken

Hinter den automatischen negativen Gedanken stecken meist tief verwurzelte Einstellungen und Grundüberzeugungen, denen ein gering ausgeprägtes Selbstwertgefühl zugrunde liegt. So fühlen sich Betroffene in ihren Depressionen oft dumm, hässlich, ungeschickt – kurz: fehlerhaft, minderwertig, ja häufig auch völlig wertlos.

Dabei muss es aber nicht bleiben. Im Folgenden geben wir Ihnen hilfreiche Strategien an die Hand, um diesen selbstkritischen Gedanken entgegenzuwirken. Hierfür ist es wichtig, den Selbstwert aktiv zu stärken. Beginnen Sie damit, die eigenen Stärken wieder zu entdecken und sie in ausgewählten Tätigkeiten wieder im Alltag wirksam werden zu lassen. Für ein gutes Selbstwertgefühl ist es jedoch ebenso wichtig, sich selbst etwas wert zu sein, seinen eigenen Wert anzuerkennen. Lernen Sie, gut und fürsorglich mit sich selbst umzugehen. Dazu kommen wir in einem späteren Schritt.

Die eigenen Stärken wieder entdecken
Auch wenn Betroffene sich in ihrer Depression unfähig und wertlos fühlen und das Gefühl haben, nichts mehr hinzubekommen, besitzen sie wie jeder Mensch Stärken. Diese sind durch die Depression nicht unwiderruflich verloren gegangen. Sie sind zwar schwerer abrufbar, sind grundsätzlich aber da. Daher gilt es, diese wieder zu entdecken und zu fördern, indem Sie Dinge tun, bei denen diese Stärken zum Tragen kommen.

Und jetzt Sie!

Um herauszufinden, was Ihre Stärken sind, beantworten Sie die folgenden Fragen oder nehmen Sie Arbeitsblatt 7 aus den Online-Materialien als Vorlage.
▶ Was mag ich an mir? Was finde ich an mir lobenswert?
▶ Welche Erfolge, Meilensteine, Herausforderungen habe ich in meinem Leben bisher erreicht bzw. bewältigt? Welche Eigenschaften meiner Person haben dazu beigetragen?
▶ Was schätzen andere Menschen an mir?

Diese Übung ist nicht gerade einfach, da Betroffenen innerhalb einer depressiven Phase vor allem die Dinge in den Sinn kommen, die nicht gut funktionieren, in denen sie schwach und fehlerhaft sind. Versuchen Sie daher einen fairen Blick walten zu lassen. Gelingt dies nicht, ist es umso wichtiger, einen Freund, den Partner oder ein Familienmitglied dazu zu befragen oder diese Übung gemeinsam mit dieser Person durchzuführen.

Beziehen wir uns an dieser Stelle noch einmal auf unser Fallbeispiel von Harald. Der folgende Auszug entstammt seiner Stärken-Liste:
- ▶ Was mag ich an mir?
  - Ich bin vielseitig interessiert, habe eine gute Allgemeinbildung.
  - Ich bin naturverbunden, habe einen »grünen Daumen«.
  - Ich habe eine tolle Frau abbekommen.
  - Ich bin abenteuerlustig, gehe gern auf Reisen.
- ▶ Welche Erfolge, Meilensteile, Herausforderungen habe ich in meinem Leben bisher erreicht bzw. bewältigt? Welche Eigenschaften meiner Person haben dazu beigetragen?
  - Abitur, Studium in Geschichte und Mathematik
    → Ehrgeiz, Zielstrebigkeit, vielseitiges Interesse, Fähigkeit zum logischen Denken
  - Über 30 Jahre Schuldienst überstanden, habe mich bei Tiefschlägen immer wieder aufgerappelt
    → Durchhaltevermögen
  - Autoschaden selbst repariert
    → technisches Geschick
- ▶ Was schätzen andere Menschen an mir?
  - Meine Frau mag es, dass ich ihr immer wieder eine Freude bereite, sie überrasche, für sie da bin, außerdem mag sie mein Gesicht und meine Beine, besonders die Waden.
  - Mein Freund Richard mag meinen schwarzen Humor, dass ich mit ihm die Leidenschaft zum Wandern teile, immer ein offenes Ohr für ihn habe, wenn er Schwierigkeiten hat, tatkräftig aushelfe.

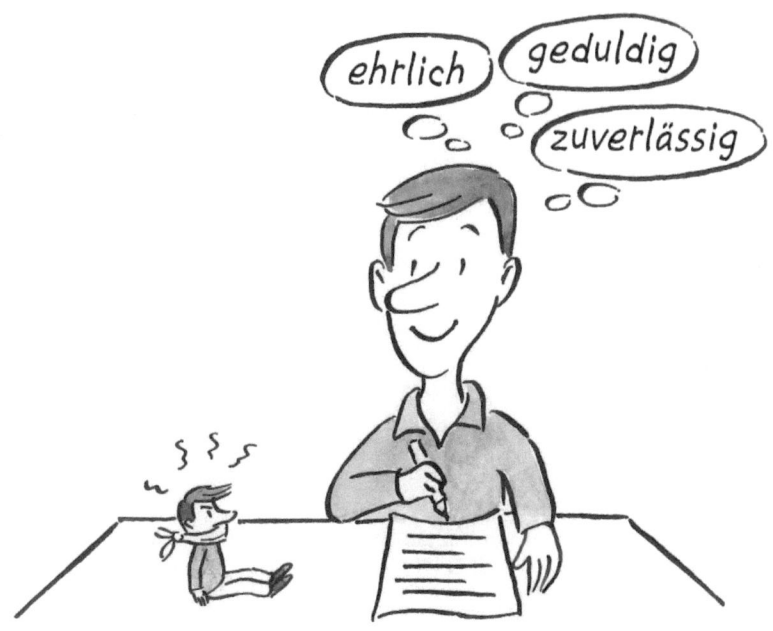

Die hierdurch gewonnene Liste sollte nicht in einer Ihrer Schubladen verschwinden, sondern in Ihrem Alltag präsent sein. Wie bereits erwähnt, ist der Zugang zu diesen positiven Aspekten, den Stärken und Ressourcen einer Person, in depressiven Phasen erschwert. Sie sollten die Liste immer wieder aktiv in den Blick nehmen, so kann sie ihre Wirkung am besten entfalten. Sie können die Liste beispielsweise an Ihren Badezimmerspiegel oder den Kühlschrank heften oder gut sichtbar auf Ihrem Schreibtisch deponieren – jedenfalls an einem Ort, an dem Sie sich oft aufhalten, an dem Sie die Liste oft sehen. Natürlich darf die Liste ständig weiter ergänzt werden.

Sich seiner Stärken wieder bewusster zu sein ist der erste Schritt. Im zweiten Schritt ist es jedoch wichtig, dass Sie diese Stärken wieder aktiv zum Einsatz bringen und hierüber wieder erleben, dass Sie zu etwas fähig sind und etwas gut können.

Harald aus unserem Beispiel hat sich in Anlehnung an seine Stärken-Liste die folgenden Aktivitäten überlegt, die er in der kommenden Woche umsetzen möchte:
- *Kleine Wanderung mit Richard*
- *Überrasche meine Frau mit einer Portrait-Aufnahme von mir, die ich von einem Fotografen machen lasse*
- *Informiere mich, ob ich irgendwo ein paar Stunden Nachhilfe in Mathe geben kann.*

Und jetzt Sie!

Überlegen Sie sich, was Sie konkret tun können, um Ihre zuvor gesammelten Stärken zu aktivieren. Nehmen Sie dann diese Tätigkeiten z. B. in Ihren Wochenplan auf.

Kleine, realistische Zwischenziele setzen. Um den Selbstwert wieder aufzubauen, ist es wichtig, die Wahrscheinlichkeit möglichst gering zu halten, dass Misserfolge auftreten. Überhöhte Ansprüche an die eigene Person kombiniert mit depressionsbedingten Einschränkungen wie mangelndem Antrieb, schneller Ermüdbarkeit und Konzentrationsproblemen führen häufig dazu, dass sich Betroffene zu hohe Ziele stecken, die sie nicht erreichen. Dies wiederum wirkt sich wieder abträglich auf die Stimmung und den Selbstwert aus, schnell kommen wieder die Gedanken auf, »ich schaff' das ja sowieso nicht«. Versuchen Sie daher, unter Berücksichtigung Ihrer depressionsbedingten Einschränkungen realistische, kleinere Zwischenziele zu setzen, deren Umsetzung wahrscheinlich ist und somit Erfolgs- anstelle von Misserfolgserleben möglich macht.

An dieser Stellen kann die an früherer Stelle beschriebene schrittweise Aufgabenbewältigung hilfreich sein: Setzen Sie sich Zwischenziele, indem Sie verschiedene Aufgaben in Teilaufgaben zerlegen und diese schrittweise abarbeiten.

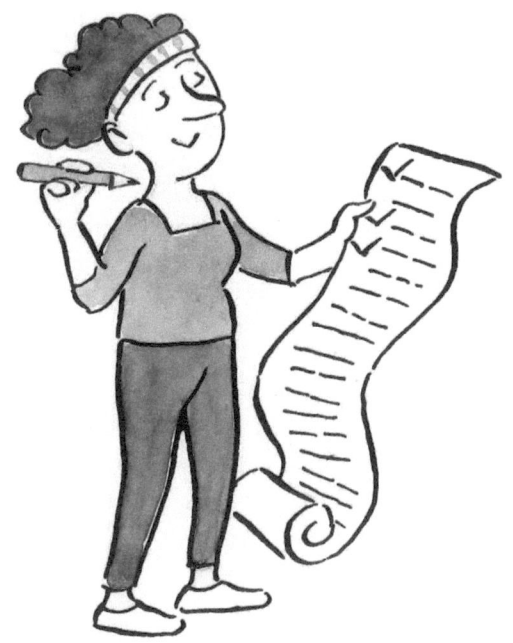

Erfolgstagebuch. Sie können das Erreichte in einem Erfolgstagebuch sammeln. So werden Sie sich bewusst, was Sie im Laufe eines Tages tatsächlich geschafft haben und dürfen sich dafür ruhig auch selbst loben. Es tut gut zu sehen, wenn man etwas erreicht hat (vielleicht trotz Unlust oder Müdigkeit) und wenn man bestimmte Dinge auch richtig gut hinbekommen hat. Das Sprichwort »Eigenlob stinkt« sollten Sie – vor allem in einer depressiven Phase – getrost ignorieren. Unser Selbstwert ist empfänglich für Lob und benötigt dies tatsächlich auch für eine gesunde Entwicklung – durch Lob und Anerkennung erfahren wir, dass wir etwas gut gemacht haben oder über tolle Eigenschaften verfügen, dass wir wertgeschätzt werden. Es ist jedoch nicht sinnvoll, sich völlig von Lob und Anerkennung anderer abhängig zu machen. Daher ist es wichtig, dass Sie selbst anfangen, sich zu loben. Dies hat nichts mit obigem Sprichwort oder Eitelkeit zu tun. Es geht vielmehr darum, sich selbst positive Eigenschaften sowie die Tatsache, Dinge gut gemacht zu haben, zuzugestehen und sich selbst gegenüber anzuerkennen – ja, sich selbst mehr wertzuschätzen. Dies ist vor allem in einer depressiven Phase wichtig, wenn man unter negativen Gefühlen sich selbst gegenüber leidet. Damit befinden wir uns bei Schritt 6 auf Ihrem Weg zur Selbsthilfe: Sich selbst loben und sich loben lassen!

Eine Möglichkeit hierzu besteht darin, wie oben vorgeschlagen ein »Erfolgstagebuch« zu schreiben, in dem Sie jeden Tag notieren, was Ihnen an diesem Tag gut gelungen ist. Das folgende Beispiel stammt von Klara.

Erfolgstagebuch von Klara

Datum	Was ist mir heute richtig gut gelungen?	Was habe ich bewältigt, obwohl es mir schwer fiel?
24.05.	▶ Joggen gegangen, 40 min am Stück geschafft ▶ 3 passende Bücher für meine Hausarbeit in der Bibliothek gefunden ▶ richtig leckere Pizza gebacken	▶ um 7:30 aufgestanden, obwohl ich am liebsten liegen geblieben wäre ▶ trotz Lustlosigkeit Seminar besucht, im Anschluss in Bücher reingelesen und Wichtiges rausgeschrieben
25.05.	▶ Beitrag in der Vorlesung gebracht, den der Dozent gelobt hat ▶ meine Nägel schön lackiert	▶ schon morgens Vorlesung besucht, trotz starker Müdigkeit ▶ Artikel und in Bücher reingelesen gelesen, trotz wenig Lust ▶ habe mich aufgerafft, Wohnung zu saugen

Und jetzt Sie!

Nehmen Sie sich Arbeitsblatt 8 aus den Online-Materialien zur Hand. Schreiben Sie sich in den folgenden Tagen immer abends auf, was Ihnen an dem jeweiligen Tag gut gelungen ist. Hierbei sollten Sie nicht nur objektive Erfolge (z. B. »mündliche Prüfung mit sehr gut bestanden«) vermerken, sondern auch Situationen, die Ihnen schwer fielen und die Sie dennoch bewältigt haben

(z. B. »trotz mulmigen Gefühls das Gespräch mit meiner Freundin gesucht, nachdem ich mich über sie geärgert habe«). Wichtig ist lediglich, dass es ein für Sie authentisches Lob darstellt, also ein Lob, das Sie annehmen können.

Mittels dieser Technik werden Sie dazu angehalten, täglich den Blick darauf zu richten, was Sie geschafft und gut gemacht haben, sich dafür selbst zu loben und Ihren Erfolg anzuerkennen. Dies kommt bei einem depressiv verzerrten Blick, der ausschließlich auf die eigenen Fehler und Schwächen fixiert ist, in der Regel zu kurz, ist für den Aufbau eines gesunden Selbstwertgefühls jedoch sehr wichtig.

Selbstfürsorge – es sich selbst wert sein
Eine weitere Strategie, mit deren Hilfe Sie Ihren Selbstwert Schritt für Schritt aufbauen können, besteht in einer regelmäßigen Selbstfürsorge. Selbstfürsorge bedeutet, auf die eigenen Bedürfnisse zu achten und sich entsprechend zu verhalten, sich selbst gut und fürsorglich zu behandeln, sich regelmäßig etwas Gutes zu tun. Angenommen, Sie haben sich einen grippalen Infekt eingefangen, dann bestünde ein selbstfürsorgliches Verhalten darin, Ihr wahrscheinlich bestehendes Bedürfnis nach Ruhe und Erholung wahrzunehmen, sich einen Tee zu machen und sich in eine warme Decke eingepackt auf dem Sofa zu schonen. Wenig selbstfürsorgliches Verhalten wäre dagegen, das Bedürfnis nach Ruhe und Erholung zu übergehen und trotz Erkrankung wie üblich zur Arbeit zu gehen, den Haushalt zu erledigen oder anderen Verpflichtungen nachzugehen. Verfolge ich ein selbstfürsorgliches Verhalten, dann signalisiere ich mir gleichzeitig, dass ich es mir wert bin, mir etwas Gutes zu tun und auf mich zu achten – der Selbstwert wächst. Gebe ich mir hingegen immer wieder das Gefühl, dass ich und meine Bedürfnisse nicht wichtig – es nicht wert – sind, indem ich sie missachte und immer wieder andere Dinge voranstelle, dann ist dies eher schädigend für unseren Selbstwert.

Im folgenden Kasten finden Sie einige Beispiele für selbstfürsorgliches Verhalten. Einiges wird Ihnen vielleicht aus der Liste der positiven Aktivitäten oder aus dem Abschnitt zum Thema Genuss bekannt vorkommen. Hier geht es aber noch viel gezielter darum, sich selbst etwas Gutes zu tun. Schauen Sie, was Ihnen gut tun könnte und setzen Sie es regelmäßig um.

> **Selbstfürsorge – Beispiele, wie Sie sich selbst etwas Gutes tun können**
> - ein Bad nehmen
> - einen guten Kaffee oder Tee trinken
> - sich ein leckeres Stück Kuchen oder Torte gönnen
> - sich schön ankleiden
> - sich eine besondere Creme oder Bodylotion kaufen und damit eincremen
> - Musik anhören, die man mag
> - ein gutes Buch lesen
> - Bartpflege betreiben
> - seine Haare stylen
> - sich etwas Neues kaufen (Kleidung, Sportsachen, Pflegeprodukte, Werkzeug, ein Buch oder eine Zeitschrift, CDs…)
> - sich etwas Leckeres kochen
> - es sich auf dem Sofa oder im Bett gemütlich machen
> - eine Wärmflasche verwenden
> - sich die Nägel lackieren
> - zum Frisör gehen
> - eine Massage erhalten
> - ein Glas guten Wein, Whiskey etc. trinken*
> - eine Zigarre rauchen*
> - eine Serie o. Ä. schauen, worauf man Lust hat
> - sich in die Sonne setzen
> - spazieren gehen
> - bei Bedürfnis nach Ruhe und Erholung eine Verpflichtung absagen
> - es sich warm machen, wenn man friert
> - etwas essen, wenn man Hunger hat
> - sich mit jemandem verabreden, wenn man sich alleine fühlt
>
> *Aufgrund ihres Abhängigkeitspotenzials nicht regelmäßig, sondern in Maßen zu genießen.

Selbstfürsorgeprotokoll. Auch wenn dies alles sehr angenehme, positive Dinge sind, die auch leicht umzusetzen sind, fällt es vielen Menschen schwer, sich selbstfürsorglich zu verhalten. Oft werden andere Faktoren wie z. B. die Erfüllung von Pflichten oder die Bedürfnisse anderer über das eigene Wohlergehen und die eigenen Bedürfnisse gestellt. Das ist hin und wieder auch sinnvoll. Ein Leben würde nicht funktionieren, wenn wir dauerhaft nur das tun würden, was den eigenen Bedürfnissen im Moment am nächsten liegt. Genauso wichtig ist es aber auch, sich selbst nicht völlig unwichtig zu nehmen, sondern ein ausgeglichenes Verhältnis zwischen Pflichterfüllung einerseits und Selbstfürsorge andererseits zu verfolgen. Daher sollte Selbstfürsorge täglich seinen Platz finden. Ein Ansatz dazu sind die im Wochenplan enthaltenen angenehmen Aktivitäten, sie schaffen einen Ausgleich zwischen Pflichten und der Erfüllung eigener Bedürfnisse. Ein weiterer Ansatz ist ein regelmäßig geführtes Selbstfürsorgeprotokoll. Dies kann dabei helfen, die Selbstfürsorge im Alltag nicht aus dem Auge zu verlieren.

Schauen Sie sich zunächst einmal an, wie dies am Beispiel von Harald aussehen kann:

Beispiel eines Selbstfürsorgeprotokolls von Harald

Datum	Was möchte ich mir heute Gutes tun?	Was könnte mich davon abhalten?	Wie könnte ich dieses Hindernis aus dem Weg räumen?
27.10.	▶ eine neue Autozeitschrift kaufen und sie heute Abend lesen	▶ ich könnte es beim Einkaufen vergessen und nur das Nötigste kaufen ▶ heute Abend keine Zeit dafür haben, da meine Frau vielleicht etwas mit mir unternehmen will	▶ es auf dem Einkaufszettel notieren ▶ mit meiner Frau vorher besprechen, was wir heute Abend machen, dabei sagen, dass ich gerne eine Stunde Zeitschrift lesen würde

Datum	Was möchte ich mir heute Gutes tun?	Was könnte mich davon abhalten?	Wie könnte ich dieses Hindernis aus dem Weg räumen?
28.10.	▶ nach dem Mittagessen erstmal eine halbe Stunde auf der Couch liegen	▶ meine Einstellung »Erst die Arbeit, dann das Vergnügen« → schlechtes Gewissen, mich ohne die Küche direkt sauber gemacht zu haben, auszuruhen	▶ ich sage mir, dass es auch noch reicht, die Küche aufzuräumen, nachdem ich mich auf der Couch kurz ausgeruht habe ▶ ich stelle einen Wecker – die halbe Stunde darf ich ohne Diskussion ganz für meine Erholung nutzen, danach kommt dann die Küche dran

Und jetzt Sie!

Nehmen Sie sich Arbeitsblatt 9 aus den Online-Materialien zur Hand. Planen Sie schon morgens oder am Vorabend gezielt wohltuende Dinge ein und überlegen Sie im Vorhinein, was Sie davon abhalten könnte, das Geplante umzusetzen und wie Sie damit umgehen könnten. Somit können Sie mögliche Hindernisse besser aus dem Weg räumen.

3.8 Depressionen vorbeugen – wie erkenne ich, wenn es wieder bergab geht?

Vielleicht ist es Ihnen gelungen, anhand der bisher in diesem Buch beschriebenen Strategien Ihre Depression in den Griff zu bekommen. Eventuell lesen Sie das Buch aber auch gerade zu einem Zeitpunkt, an dem Sie beschwerdefrei sind. Viele Betroffene genießen diesen symptomfreien Zustand nur vorsichtig, da sie Angst vor erneuten Rückfällen haben. Im Umgang mit diesen Ängsten möchten wir Ihnen ein Werkzeug an die Hand geben, wodurch Sie ein Stück weit Kontrolle über den Verlauf Ihrer Erkrankung erhalten und sich ihr nicht völlig ausgeliefert fühlen müssen: ein persönliches Frühwarnsystem.

Grundsätzlich gilt: Je früher Sie erkennen, dass sich eine (erneute) depressive Episode bei Ihnen ankündigt, desto wahrscheinlicher ist es, dass Sie ihr erfolgreich die Stirn bieten können. Meist bleiben depressive Phasen im Verlauf der Zeit nicht völlig aus. Häufig werden Sie jedoch weniger schwerwiegend, je besser es den Betroffenen gelingt, sie frühzeitig zu erkennen. Es ermöglicht ihnen, zu einem so frühen Zeitpunkt gegenzusteuern, an dem die Umsetzung der einzelnen Strategien noch deutlich einfacher gelingt, als wenn sich die Depression bereits voll ausgeprägt hat.
Frühwarnsymptome erkennen. Daher wollen wir Ihnen an dieser Stelle vermitteln, wie Sie erneute depressive Phasen möglichst frühzeitig erkennen. Die Kunst besteht darin, nicht erst anhand ausgeprägter depressiver Symptome festzustellen, dass man wieder depressiv ist, sondern anhand so genannter Frühwarnsymptome. Diese können von Mensch zu Mensch sehr unterschiedlich sein.

Um seine individuellen Frühwarnsymptome herauszufinden, ist es sinnvoll, sich zunächst noch einmal mit vergangenen depressiven Episoden zu beschäftigen. Ganz konkret besteht die Aufgabe darin, den eigenen Krankheitsverlauf entlang einer Zeitachse aufzuzeichnen. Abbildung 3.4 veranschaulicht ein Beispiel von Klara.

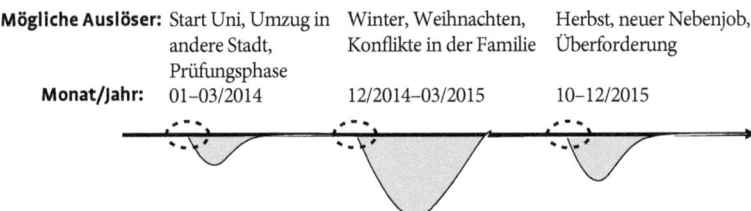

| **Mögliche Auslöser:** | Start Uni, Umzug in andere Stadt, Prüfungsphase | Winter, Weihnachten, Konflikte in der Familie | Herbst, neuer Nebenjob, Überforderung |
| **Monat/Jahr:** | 01–03/2014 | 12/2014–03/2015 | 10–12/2015 |

Abbildung 3.4 Beispiel eines Krankheitsverlaufs von Klara

Wenn Sie sich Klaras Beispiel angeschaut haben, sind Ihnen vermutlich die gestrichelten Ovale aufgefallen, die den Beginn der einzelnen depressiven Phase sowie den unmittelbaren Zeitraum davor kennzeichnen. Das sind die Zeiträume, die uns beim Aufbau eines Frühwarnsystems ganz besonders interessieren. Dabei stellen sich die folgenden Fragen:

- Wie hat sich Ihr Verhalten in dieser Zeit verändert?
- Wie hat sich Ihr Denken in dieser Zeit verändert? Wie haben Sie Ihre Umwelt, Ihre Zukunft betrachtet?
- Wie haben Sie sich in dieser Zeit gefühlt?
- Gibt es etwas, das zu dieser Zeit anderen Menschen in Ihrem Umfeld an Ihnen aufgefallen ist? Gehen Sie zur Beantwortung dieser Frage mit Personen in Kontakt, die Sie gut kennen.

Im folgenden Kasten finden Sie eine Liste mit möglichen Frühwarnsymptomen. Vielleicht trifft das ein oder andere auch auf Sie zu?

Liste verschiedener Frühwarnsymptome im Vorfeld depressiver Phasen
- Ich sagte Verabredungen ab.
- Ich fragte mich immer wieder nach dem Sinn dessen, was ich tat.
- Ich wollte meine Ruhe haben.
- Alkohol und Tabletten erschienen als kleine Helfer.
- Es fiel mir schwer, morgens aufzustehen.
- Ich bevorzugte schwarze und graue Kleidungsstücke.
- Mir war egal, wie ich aussah.
- Alles war irgendwie anstrengender.
- Ich aß langsamer als gewöhnlich.
- Ich aß weniger als gewöhnlich.
- Ich aß mehr als gewöhnlich.
- Ich hatte weniger Appetit.
- Ich hatte mehr Appetit.
- Ich schlief mehr als normalerweise.
- Ich vernachlässigte meine Arbeit.
- Telefonieren mit Freunden erschien als eine Last.
- Viele Dinge waren mir plötzlich gleichgültig.
- Vieles, worüber andere so redeten, kam mir so banal und unwichtig vor.
- Ich dachte, mein Leben sei ein einziger Fehlschlag.
- Ich dachte häufiger, dass es kaum noch Hoffnung gibt.

- Ich dachte häufiger darüber nach, ob das Leben noch einen Sinn macht.
- Ich vermied bestimmte Dinge (z. B. andere zu treffen, ausgehen zu müssen).
- Ich interessierte mich nicht mehr für Sex.
- Abends war ich froh, dass der Tag endlich vorbei ist.
- Ich verbrachte mehr Zeit am Telefon.
- Ich redete leiser als gewöhnlich.
- Ich machte weniger Sport als gewöhnlich.

Und jetzt Sie!

Nehmen Sie sich Arbeitsblatt 10 aus den Online-Materialien zur Hand:
- Zeichnen Sie jede depressive Phase in Form einer nach unten gerichteten Kurve in Ihren Krankheitsverlauf ein. Schwere Phasen erhalten dabei eine tiefere Kurve als leichte Phasen. Geben Sie den groben Zeitraum der einzelnen Phasen an entsprechender Stelle an.
- Versuchen Sie, sich hierbei auch noch einmal daran zu erinnern, was zu dieser Zeit war. Gab es bestimmte Ereignisse, Auslöser, die die depressive(n) Episoden(n) ausgelöst haben? Schreiben Sie diese an der entsprechenden Stelle dazu.
- Rufen Sie sich noch einmal die Zeiträume vor Beginn der einzelnen Episoden ins Gedächtnis. Beantworten Sie hierauf bezogen die folgenden Fragen und tragen Sie die Antworten ebenfalls an entsprechender Stelle ein.
  - Wie hat sich Ihr Verhalten in dieser Zeit verändert?
  - Wie hat sich Ihr Denken in dieser Zeit verändert? Wie haben Sie Ihre Umwelt, Ihre Zukunft betrachtet?
  - Wie haben Sie sich in dieser Zeit gefühlt?
  - Gibt es etwas, das zu dieser Zeit anderen Menschen in Ihrem Umfeld an Ihnen aufgefallen ist? Gehen Sie zur Beantwortung dieser Frage mit Personen in Kontakt, die Sie gut kennen.

> Nehmen Sie sich hierzu auch die obige Liste verschiedener Frühwarnsymptome zur Hilfe!

Ähnlich wie bei den einzelnen Symptomen einer Depression gilt auch bei den Frühwarnsymptomen, dass ein einzelnes Symptom oder auch das Auftreten mehrerer Symptome über einen sehr kurzen Zeitraum (z. B. einen Tag) noch nicht automatisch die nächste depressive Episode ankündigt. Eine persönliche Liste an Frühwarnsymptomen hilft aber, eine gewisse Achtsamkeit dafür zu entwickeln, wann es tatsächlich wieder kritisch werden könnte. Bemerken Sie mehrere Frühwarnsymptome bei sich, die über mehrere Tage anhalten, sollten Sie hellhörig werden. An dieser Stelle kann es sinnvoll sein, die in Abschnitt 1.3 enthaltene Selbstbeurteilung anhand des dort abgebildeten Fragebogens durchzuführen, anhand der geprüft werden kann, ob bereits depressive Symptome vorliegen. Bei einem Punktwert ab 6 Punkten ist es ratsam, die in Kapitel 3 beschriebenen Strategien verstärkt zur Anwendung zu bringen und somit einer weiteren depressiven Verschlechterung entgegen zu wirken.

3.9 Unterstützung durch Netzwerke oder Selbsthilfegruppen

Vielleicht haben Sie die eine oder andere hier beschriebene Strategie zur Selbsthilfe bereits als hilfreich erlebt. Eventuell haben Sie aber auch Schwierigkeiten in der Umsetzung und spüren das Bedürfnis, sich zusätzliche Hilfen zu holen. Falls Sie den Schritt zu einem Facharzt für Psychiatrie oder einem Psychotherapeuten noch scheuen oder aufgrund von Wartezeiten noch nicht umsetzen konnten, besteht eine weitere Möglichkeit zur Selbsthilfe darin, sich depressionsspezifischen Netzwerken oder Selbsthilfegruppen anzuschließen und auf diesem Wege in Austausch mit Experten bzw. anderen Betroffenen zu gehen. Nützliche Anlaufstelle sind die »Stiftung Deutsche Depressionshilfe«, die »Deutsche Depressions-Liga e. V.« sowie das »Deutsche Bündnis gegen Depression e.V.«. Das Ziel dieser Netzwerke ist die Verbesserung der Situation depressiv erkrankter Menschen. Hierzu werden die Forschung in diesem Bereich unterstützt, der Austausch in Foren oder über ein Info-Telefon ermöglicht, Informationsmaterialen sowie weiterführende Kontaktadressen zu Kliniken oder Experten zur Verfügung gestellt und regelmäßige Patientenkongresse oder regionale Veranstaltungen durchgeführt.

Über Selbsthilfegruppen kommen Betroffene mit derselben Problematik regelmäßig miteinander in Kontakt und können sich gegenseitig in der Bewältigung ihrer Probleme unterstützen. Inzwischen haben sich im Bereich der Depression bundesweit einige Selbsthilfegruppen zusammengeschlossen. Eine hilfreiche Anlaufstelle, um sich nach wohnortnahen Selbsthilfegruppen zu erkundigen, bildet die »Nationale Kontakt- und Informationsstelle zur Anregung und Unterstützung von Selbsthilfegruppen (NAKOS)«. Wie der Name bereits ausdrückt, bietet die NAKOS aber unter anderem auch Hilfe darin, neue Selbsthilfegruppen aufzubauen.

Die Anschriften der genannten Netzwerke sowie der Informationsstelle für Selbsthilfegruppen finden Sie im Anhang des Buches.

4 Was Angehörige interessiert und wissen sollten

Nicht nur für die Betroffenen selbst, sondern häufig auch für die Angehörigen sind depressive Erkrankungen mit sehr viel Leid und Unsicherheit verknüpft.

Perspektive der Angehörigen
Haralds Ehefrau: »*Mit den Depressionen meines Mannes zurecht zu kommen, war eine große Hürde für mich! In diesen Phasen erlebe ich ihn häufig wie eine leere Hülle. Er ist zwar physisch da, aber bietet mir oft kein richtiges Gegenüber mehr. Ihm ist alles egal, sodass ich Entscheidungen meist alleine treffen muss. Aufgaben bleiben fast alle an mir hängen. Es ist, als würde ich alleine durch den Alltag schreiten, das belastet schon sehr. Viel schlimmer ist aber meine Sorge um ihn, nicht zu wissen, was ihm durch den Kopf geht, ob er sich irgendwann in einer Kurzschlussreaktion etwas antut. Da fühle ich mich richtig hilflos!*«

Klaras Freundin: »*Dass mit Klara etwas nicht stimmt, habe ich vor allem durch ihren zunehmenden Rückzug bemerkt. Es war kaum noch möglich, mit ihr etwas zu unternehmen. Immer gab es irgendeinen Grund, weshalb sie nicht konnte. Anfangs dachte ich, sie hat irgendein Problem mit mir. Als ich dann aber auch von anderen mitbekam, dass Klara kaum noch was mit ihnen unternimmt, habe ich gemerkt, dass da etwas anderes dahinter stecken muss. Es ist zwar beruhigend, zu wissen, dass es nicht an mir liegt, gleichzeitig weiß ich aber immer noch nicht, wie ich in diesen Phasen mit ihr umgehen soll: sie in Ruhe lassen oder sie bedrängen, etwas zu unternehmen?*«

Die beiden Beispiele illustrieren ansatzweise, mit welchen Schwierigkeiten Angehörige von depressiv erkrankten Menschen zu kämpfen haben. Es kommt zu funktionellen Einschränkungen des Betroffenen, die dessen Teilhabe am Alltag beeinträchtigen, sodass Aufgaben wie z. B. in der Kindererziehung oder im Haushalt häufig von Angehörigen übernommen werden müssen. Hinzu kommen immer wieder Gefühle von Unverständnis und Ärger, weshalb sich der oder die Betroffene denn nicht einfach »zusammenreißen« kann, was nicht selten zu Konflikten führt. Einige Angehörige sind verunsichert, inwiefern sie mit ihrem Verhalten zur Entstehung der Erkrankung beigetragen haben. So leiden z. B. Eltern von erkrankten Betroffenen unter Zweifeln oder Schuldgefühlen, in ihrer Erziehung möglicherweise versagt zu haben. Andere Angehörige beschreiben, dass die Schwermut des betroffenen Familienmitglieds, Lebenspartners oder Freundes geradezu ansteckend ist und sie der häufig durch weitschweifige Klagen oder einsilbigen Austausch gekennzeichnete Kontakt selbst so herunterzieht, dass sie ihn am liebsten meiden würden. Aber auch Sorgen um das Wohlbefinden des Gegenübers bei anhaltender Niedergeschlagenheit, zunehmendem Rückzug und vor allem bei Gedanken an Selbstmord oder gar Selbstmordversuchen in der Vorgeschichte führen bei den Angehörigen zu einer enormen Belastung.

Sich über die Erkrankung informieren. Ein erster wichtiger Schritt besteht darin, sich als Angehöriger über Symptome, Ursachen, Verlauf (lesen Sie hierzu Kapitel 1 und 2) und Behandlungsmöglichkeiten (siehe hierzu Kapitel 3 und 5) der depressiven Erkrankung zu informieren, um verschiedenste Missverständnisse aus der Welt zu schaffen. Im folgenden Kasten finden Sie zudem Antworten auf eine Reihe typischer Fragen von Angehörigen:

»Müsste es nicht wieder besser werden, wenn mein depressiver Angehöriger sich einfach ein bisschen mehr zusammenreißen/anstrengen würde?«

Bei der Depression handelt es sich um eine Erkrankung, die nicht darauf zurückzuführen ist, dass sich der Betroffene einfach hängen lässt, sich zu wenig anstrengt, sich »anstellt« und es schon ausreichen würde, wenn er sich »einfach nur zusammenreißt«. Aufgrund einer mitunter biologisch bedingten starken Antriebsstörung und Kraftlosigkeit fällt es Betroffenen deutlich schwerer als Gesunden, alltägliche Dinge in Angriff zu nehmen. Durch die in Abschnitt 2.2 erläuterten Fehlprozesse im Gehirn bekommen es Betroffene in einer akuten Phase der Erkrankung häufig tatsächlich auch einfach nicht besser hin. Da sich der Erkrankte oft selbst als fehlerhaft und minderwertig wahrnimmt, ist es in Hinblick auf die Genesung eher schädlich, wenn Angehörige äußern, er solle sich nicht so anstellen oder zusammenreißen. Dies bestätigt seine negativen Annahmen von sich selbst und lässt ihn noch weiter in die Depression abgleiten. Loben Sie ihn stattdessen auch für kleine Fortschritte – für Betroffene beinhaltet dies meist eine große Überwindung.

»*Bin ich schuld an der Depression meines Angehörigen?*«
Man geht davon aus, dass es nicht eine einzige Ursache für die Entstehung einer depressiven Störung gibt, sondern dass es sich dabei um ein Zusammenspiel aus vielen verschiedenen Faktoren handelt. Dementsprechend ist auch niemals eine einzige Person daran schuld, dass eine andere Person eine Depression entwickelt.

»*Soll ich ihn einfach machen lassen und den zunehmenden Rückzug zulassen oder soll ich ihn aktivieren? Was kann ich als Angehöriger für sie/ihn tun?*«
Ein Angehöriger sollte niemals die Rolle eines Therapeuten übernehmen. Dies führt in aller Regel aufgrund der fehlenden Abgrenzungsmöglichkeiten zu einer Überforderung beim Angehörigen und kann für den Betroffenen selbst sogar negative Auswirkungen anstelle der beabsichtigten positiven Folgen haben. Was Sie als Angehöriger jedoch tun können, ist, dem Betroffenen das Gefühl zu vermitteln, dass Sie trotz der schwierigen Phase zu ihm stehen. Bemerken Sie einen zunehmenden Rückzug, dann versuchen Sie vorsichtig, ihn zu gemeinsamen Aktivitäten zu motivieren. Warten Sie nicht darauf, bis der Betroffene von selbst damit kommt. Beobachten Sie eine zunehmende Verschlechterung, dann bringen Sie Ihre Sorge gegenüber dem Betroffenen zum Ausdruck und bieten Sie ihm, falls mög-

lich, an, ihn bei der Kontaktaufnahme zu entsprechenden Experten (Ärzten, Therapeuten) zu unterstützen.

»Kann ich meinen depressiven Angehörigen in diesem Zustand alleine lassen?«

In der Regel können Sie Ihren depressiven Angehörigen während einer depressiven Phase auch alleine lassen. Das sollten Sie sogar immer wieder tun, da es sehr wichtig ist, dass Sie sich selbst und Ihre Bedürfnisse nicht aus den Augen verlieren. Es ist keinem damit geholfen, wenn Sie dauerhaft Zeit mit dem Betroffenen verbringen und darunter selbst zunehmend schwermütig werden. Schauen Sie also, dass Sie sich als Angehöriger trotz der Belastung genügend positiven Erfahrungen aussetzen und weiterhin Ihren Hobbys nachgehen!

Falls es Ihrem erkrankten Angehörigen jedoch so schlecht gehen sollte, dass er unter zunehmenden Selbstmordgedanken leidet und von diesen kaum mehr Abstand nehmen kann, sollten Sie ihn, bis Sie Hilfe eingeschaltet haben (s. unten) und diese verfügbar ist, möglichst nicht alleine lassen.

»Könnte ich meinen depressiven Angehörigen durch Fragen nach möglichen Gedanken, sich etwas anzutun, vielleicht erst auf die Idee bringen, Suizid zu begehen?«

Für gewöhnlich erleben Betroffene es eher als entlastend, wenn sie einfühlsam und direkt auf möglicherweise vorliegende Suizidgedanken angesprochen werden. Keiner wird durch Nachfragen erst auf die Idee gebracht, sich etwas anzutun.

»Wie muss ich handeln, wenn ich merke, dass mein Angehöriger zunehmend an Suizid denkt?«

Wenn Ihr depressiver Angehöriger unter zunehmenden Suizidgedanken leidet, die sich immer stärker aufdrängen und von denen er kaum mehr Abstand nehmen kann, muss schnellstmöglich Hilfe eingeschaltet werden. Bringen Sie ihn zum Arzt (niedergelassener Psychiater oder direkt in eine psychiatrische Klinik) oder verständigen Sie den Notarzt. Dieser Zustand bedarf einer schnellen Abklärung und Behandlung und macht meist einen stationären akutpsychiatrischen Aufenthalt erforderlich! Auch wenn eine Akutpsychiatrie zunächst abschreckend erscheinen mag, bietet sie in dieser suizidalen Krise doch ausreichend Schutz für den Betroffenen. Meist werden medikamentöse Therapien eingeleitet bzw. angepasst und überlegt, wie dem Betroffenen über die Akutphase hinaus geholfen werden kann.

Wenn Sie darüber hinaus weitere Fragen im Umgang mit ihrem depressiv erkrankten Angehörigen haben, besteht die Möglichkeit, diese über das Info-Telefon der am Ende von Kapitel 3 beschriebenen Netzwerke »Stiftung Deutsche Depressionshilfe«, »Deutsche DepressionsLiga e.V.« und »Deutsches Bündnis gegen Depression e.V.« zu klären, auch finden sich auf den jeweiligen Internetseiten weitere wichtige Informationen und Ratschläge für Angehörige (die Kontaktdaten finden Sie im Anhang).

Angehörigengespräch. Sofern sich Ihr Angehöriger bereits in ärztlicher oder therapeutischer Behandlung befindet, ist es zudem sinnvoll, ein gemeinsames Angehörigengespräch mit dem Behandler durchzuführen. Hierbei sollten Sie Ihren Angehörigen jedoch fragen, ob dies für ihn in Ordnung wäre, wenn Sie ihn zu einem gemeinsamen Gespräch begleiten würden. Entscheiden Sie niemals über seinen Kopf hinweg und unternehmen Sie keine Schritte hinter seinem Rücken. Mögliche Inhalte eines solchen Gesprächs sind im folgenden Kasten zusammengestellt.

Mögliche Inhalte von Angehörigengesprächen am Beispiel »Harald«
Informationsvermittlung:
▶ Was sind Depressionen und wodurch entstehen sie?
▶ Welche Behandlungsmöglichkeiten gibt es (medikamentös oder psychotherapeutisch)?
▶ Worauf muss ich als Angehöriger beim Thema Suizidalität achten?

Bearbeitung konkreter Problembereiche:
- Umgang mit Harald: Wo liegen Unsicherheiten seiner Ehefrau? Was wünscht sich Harald, wie mit ihm in depressivem Zustand umgegangen wird?
- Aktivierung: Wie kann Harald wieder schrittweise ohne Überforderung aktiviert werden? Wie kann ihn seine Ehefrau dabei unterstützen?
- Verbesserung der Kommunikation: Vermittlung günstiger Kommunikationsstrategien zwischen den Eheleuten. Aufbau eines nicht-depressiven Kommunikationsstils bei Harald (z. B. Interesse am Gegenüber zeigen und Fragen stellen, anstatt nur kurz und einsilbig zu antworten)

5 Ab wann sollte ich mir professionelle Hilfe suchen?

Obwohl es bei der Bewältigung von Depressionen gewisse Möglichkeiten zur Selbsthilfe gibt – in Kapitel 3 haben Sie diese kennengelernt –, fällt es Betroffenen vor allem bei starken Ausprägungen ihrer Erkrankung sehr schwer, diese Strategien eigenständig umzusetzen. Daher soll sich das folgende Kapitel mit den Möglichkeiten professioneller Behandlungsansätze beschäftigen. Die Inanspruchnahme einer medikamentösen oder psychotherapeutischen Behandlung ist nicht selten mit gewissen Vorbehalten verknüpft, weshalb die folgenden Informationen Ihnen dabei helfen sollen, eine informierte Entscheidung für sich treffen zu können.

5.1 Argumente für eine professionelle Behandlung

Es gibt gute Gründe dafür, bei einer depressiven Erkrankung professionelle Hilfe zu suchen. Beispielsweise können durch eine psychotherapeutische oder medikamentöse Behandlung wiederkehrende depressive Phasen reduziert oder gar ganz vermieden werden. Auch bestehen bei depressiv erkrankten Personen erhöhte Risiken bestimmter körperlicher Erkrankungen sowie psychosozialer Beeinträchtigungen, die bei einer fachgerechten Behandlung der Depression minimiert werden können. Der Weg lohnt sich!
Im Folgenden ein kurzer Überblick:
Wiederkehrende Phasen. Bei etwa 65-80% aller an einer depressiven Phase erkrankten Personen kommt es im Verlauf zu mindestens einem weiteren Rückfall. Vor allem ohne angemessene professionelle Behandlung nehmen depressive Störungen häufig einen chronischen oder wiederkehrenden Verlauf an. Je schneller eine depressive Phase behandelt wird, desto höher ist die Wahrscheinlichkeit einer zeitnahen, schnellen Genesung.

Psychosoziale und körperliche Beeinträchtigungen. Nicht angemessen behandelte depressive Störungen gehen mit einer Vielzahl psychosozialer und körperlicher Beeinträchtigungen einher. Die Weltgesundheitsorganisation untersuchte in einer Studie die führenden Gründe für die Belastung der Bevölkerung durch Krankheit und Verletzung. Die Depression nimmt hier den zweiten Platz ein! Unbehandelt kann sie den Betroffenen mehrere Lebensjahre rauben, die ihnen durch die krankheitsbedingten Einschränkungen oder einen vorzeitigen Tod (z. B. durch Suizid) abhandenkommen. Zudem können Depressionen auch das Risiko für körperliche Erkrankungen erhöhen. So ist z. b. das Risiko, an einer koronaren Herzerkrankung (z. B. Herzinfarkt) zu erkranken, bei depressiven Patienten um 60% höher als bei nicht-depressiven Personen. Aber auch die Gefahr, an Diabetes Typ 2 oder an Osteoporose zu erkranken, ist bei depressiven Patienten erhöht. Das Risiko, an einer koronaren Herzerkrankung zu sterben, ist bei depressiven Patienten trotz Kontrolle anderer Risikofaktoren doppelt so hoch wie bei nicht-depressiven Personen. Depressionsspezifische psychotherapeutische und medikamentöse Behandlungen können helfen, nicht nur die psychischen Probleme einer Depression in den Griff zu bekommen, sondern können indirekt auch zu einer besseren körperlichen Gesundheit beitragen!

Unbehandelt führen depressive Störungen bei den Betroffenen auch zu einer vielseitigen psychosozialen Beeinträchtigung in ihren Rollen als Partner, Familienmitglied, Freund und Berufstätiger. So haben depressive Menschen weniger enge Beziehungen oder befriedigende soziale Interaktionen und sind an weniger sozialen Aktivitäten beteiligt als Gesunde. Diese Auffälligkeiten konnten auch über die depressiven Phasen hinaus beobachtet werden.

Auch bezüglich der Ausübung des eigenen Berufs können unbehandelte depressive Störungen gravierende sozioökonomische Folgen nach sich ziehen. So steht die depressive Episode nach den Rückenschmerzen und akuten Infektionen der oberen Atemwege an dritter Stelle der häufigsten Gründe für eine Arbeitsunfähigkeit. Depressive Störungen werden für die meisten Fehlzeiten aufgrund von psychischen Störungen verantwortlich gemacht.

Erhöhtes Risiko für Suizide und Suizidversuche. Weltweit liegt die Suizidrate laut Weltgesundheitsorganisation aktuell bei etwa 11 Suiziden pro 100 000 Einwohner pro Jahr. Unterschiedliche Studien kamen zu dem Ergebnis, dass 30–90 % der Personen, die Suizid begingen, zum Zeitpunkt ihres Todes an einer depressiven Störung litten. Das Risiko, im Laufe seines Lebens an einem Suizid zu versterben, liegt in der Allgemeinbevölkerung bei etwa 0,5%, bei Menschen mit affektiven Störungen hingegen bei 3–6%, wobei Männer ein deutlich höheres Risiko aufweisen als Frauen.

Häufiger als zu vollendeten Suiziden kommt es im Rahmen affektiver Erkrankungen zu Suizidversuchen. Betroffene leiden nicht selten unter Gedanken, ihrem Leben ein Ende zu setzen, die teilweise so konkrete Formen annehmen können, dass ganz genaue Vorstellungen und Pläne darüber entstehen, wie man sich das Leben nehmen könnte. Suizidversuche können teils schwerwiegende Folgen für die körperliche Unversehrtheit nach sich ziehen. Mithilfe von Psychotherapie und Pharmakotherapie kann suizidales Verhalten reduziert werden.

5.2 Pharmakotherapie – notwendig oder nicht?

Nun zu dem oft mit großer Skepsis betrachteten – aber doch sehr wichtigen – Thema der medikamentösen Behandlung depressiver Erkrankungen. Zur medikamentösen Behandlung einer depressiven Störung kommen in der Regel Präparate aus der Gruppe der Antidepressiva zum Einsatz. Diese haben eine stimmungsaufhellende und/oder antriebssteigernde Wirkung, welche sich in der Regel aber erst nach vier bis sechs Wochen voll ausbildet. Vor allem zu Beginn der Einnahme kann es zu unerwünschten Nebenwirkungen kommen, die aber häufig im Verlauf rückläufig sind. Dies ist wichtig zu wissen, da es zu Beginn der Einnahme aufgrund der noch fehlenden positiven Wirkung, der aber nicht üblichen Nebenwirkungen zu Frustrationen kommen kann und Betroffene daraufhin dazu geneigt sind, die Medikamente vorschnell wieder abzusetzen. Hier ist es erforderlich, ein paar Wochen Geduld mitzubringen. Einige Nebenwirkungen bleiben auch über die Anfangsphase hinaus bestehen – in diesem Fall sollte unbedingt mit dem Arzt Rücksprache über einen möglichen Medikamentenwechsel gehalten werden.

Die verschiedenen Gruppen von Antidepressiva
Je nach deren zentralen Wirkmechanismus im Gehirn bzw. deren chemischer Struktur werden unterschiedliche Gruppen von Antidepressiva unterschieden. Im Kasten finden Sie die wichtigsten dazugehörigen Präparate sowie typische unerwünschte Wirkungen (Nebenwirkungen), welche jedoch meist nach 1–2 Wochen verschwinden.

Gruppe	Wirkstoff/Handelsname	Häufige Nebenwirkungen
Selektive Serotonin-Wiederaufnahmehemmer (SSRI)	▶ Sertralin/z. B. Zoloft® ▶ Citalopram/z. B. Cipramil® ▶ Escitalopram/z. B. Cipralex® ▶ Fluoxetin/z. B. Fluxet® ▶ Paroxetin/z. B. ParoLich®	Magen-Darm-Beschwerden (Durchfall, Übelkeit, Erbrechen etc.), vermehrtes Schwitzen, Müdigkeit, Unruhe, Kopfschmerzen, sexuelle Funktionsstörungen (verzögerte Ejakulation, selten Libidoverlust und Erektionsstörungen), Schlafstörungen
Selektive Serotonin-Noradrenalin-Wiederaufnahmehemmer (SNRI)	▶ Venlafaxin/z. B. Trevilor® ▶ Duloxetin/z. B. Cymbalta® ▶ Milnacipran/z. B. Milnaneurax®	Magen-Darm-Beschwerden (Durchfall, Übelkeit, Erbrechen etc.), vermehrtes Schwitzen, Müdigkeit, Schwindel, sexuelle Funktionsstörungen, Schlafstörungen, Unruhe, Tremor, Auslösung einer (hypo)manischen Phase unter Venlafaxin
Noradrenerges und spezifisch serotonerges Antidepressivum (NaSSA)	▶ Mirtazapin/z. B. Remergil®	Kopfschmerzen, Müdigkeit, Sedierung, Mundtrockenheit, Gewichtszunahme, Schwindel, Tremor

Gruppe	Wirkstoff/Handelsname	Häufige Nebenwirkungen
Selektiver Noradrenalin-Dopamin-Wiederaufnahmehemmer (SNDRI)	▶ Bupropion/z. B. Elontril®	Schlaflosigkeit, Kopfschmerzen, Mundtrockenheit, Magen-Darm-Probleme, Schwindel, Zittern, erhöhter Blutdruck, Hautausschlag
Monoaminooxidasehemmer (MAO-H)	▶ Tranylcypromin/ z. B. Jatrosom® ▶ Maclobemid/z. B. Aurorix®	Unruhe, Schlafstörungen, Blutdruckabfall beim Aufstehen, Bluthochdruckkrisen, tödlicher Ausgang bei Überdosierung
Trizyklische Antidepressiva (TZA)	▶ Amitriptylin/z. B. Saroten® ▶ Imipramin/z. B. Tofranil® ▶ Trimipramin/z. B. Stangyl® ▶ Opipramol/z. B. Insidon® ▶ Clomipramin/z. B. Anafranil® ▶ Doxepin/z. B. Aponal®	Müdigkeit, Sedierung, Harnverhalt, Mundtrockenheit, Sehstörungen/verschwommenes Sehen, Verstopfung, Benommenheit, Gedächtnisstörungen, Verwirrtheitszustände, Gewichtszunahme, Erektionsstörungen, Blutdruckabfall beim Aufstehen, Verlangsamung der kardialen Erregungsleitung, Auslösung einer (hypo)-manischen Phase, tödlicher Ausgang bei Überdosierung
Pflanzliche Präparate	▶ Johanniskrautextrakt/z. B. Laif®	Unerwünschte Hautreaktionen infolge erhöhter Lichtempfindlichkeit, Wirkungsbeeinträchtigung anderer Medikamente (z. B. Antibabypille)

Während lange Zeit überwiegend MAO-H und TZA in der Behandlung gegen Depressionen verschrieben wurden, wird inzwischen vermehrt auf die gleich wirksamen, jedoch meist besser verträglichen selektiven Wiederaufnahmehemmer (SSRI, SNRI) zurückgegriffen. Letztendlich muss individuell entschieden und ausprobiert werden, welches Präparat am besten zur jeweiligen Person und deren Symptomatik passt. So gibt es einige, die aktivierend wirken und daher morgens eingenommen werden (z. B. Venlafaxin), andere wirken hingegen eher dämpfend, machen müde und werden daher abends verabreicht (z. B. Mirtazapin). Aber auch mögliche Vorerkrankungen werden bei der Auswahl berücksichtigt. So können sich manche Präparate wie z. B. aus der Wirkstoffgruppe der Trizyklischen Antidepressiva (TZA) ungünstig auf die Herzfunktion auswirken, weshalb bei Vorschädigungen des Herzens auf andere Präparate zurückgegriffen werden muss. Gerade dieses »Ausprobieren müssen« und das Erleben unangenehmer Nebenwirkungen macht vielen Patienten Angst. Wie Sie aber in Kapitel 1 und 2 erfahren haben, sind Depressionen mit ihren sehr unterschiedlichen Symptomzusammensetzungen, Krankheitsverläufen und individuellen Ursachen so verschieden, dass es auch bei der Medikamentenwahl nicht *das* Allheilmittel gibt. Aus einer Vielzahl möglicher Präparate muss ausgewählt und ausprobiert werden, mit welchem Medikament der Betroffene am besten zurechtkommt. Das ist ein ganz normaler Prozess, der zwar im Verlauf frustrierend sein kann, in der Regel aber zum Erfolg führt. Haben Sie Geduld!

Kein Abhängigkeitspotenzial. Viele Betroffene befürchten, von den einzunehmenden Medikamenten abhängig zu werden. Antidepressiva machen jedoch nicht abhängig! Es ist jedoch wichtig, sie nicht schlagartig (und eigenmächtig) abzusetzen, sondern nach Rücksprache mit dem Arzt langsam auszuschleichen. Hin und wieder kommt es, vor allem bei zu schnellem Absetzen, zu so genannten Absetzphänomenen. Diese äußern sich durch Symptome wie Kreislaufbeschwerden, Kribbel- oder Taubheitsgefühle, Verdauungsstörungen, Kopfschmerzen oder Schlafstörungen. Sie sind gewöhnlich mild ausgeprägt und bilden sich nach wenigen Tagen zurück.

Weitere Medikamente. Neben den klassischen Antidepressiva werden vor allem bei schwerwiegenden Verläufen teilweise auch andere antidepressiv wirksame Medikamente, wie z. B. atypische Antipsychotika (Aripiprazol bzw. Abilify®, Olanzapin bzw. Zyprexa® oder Quetiapin bzw. Seroquel®) verordnet. Während suizidaler Krisen wird teilweise kurzfristig ein Beruhigungsmittel, das so genannte Benzodiazepine als Wirkstoff enthält (z. B. Lorazepam bzw. Tavor®), verabreicht. Da diese ein hohes Gewöhnungspotenzial aufweisen, sollten diese Präparate nicht längerfristig eingenommen werden. Bei therapieresistenter, chronischer Depression können Lithiumsalze verabreicht werden, die eine stimmungsstabilisierende und antisuizidale Wirkung haben.

Notwendig oder nicht? In der Regel lassen sich leichte depressive Phasen auch gut ohne eine pharmakologische Therapie behandeln. Bei mittelgradigen bis schweren depressiven Phasen kann der Einsatz eines Antidepressivums jedoch sinnvoll und manchmal auch notwendig sein. So ist es bei schweren Verläufen teilweise erst durch eine pharmakologische Behandlung möglich, dass Betroffene eine Psychotherapie aufnehmen und davon profitieren können. Letztendlich ist die Präferenz des Betroffenen, aber auch die Empfehlung des Facharztes dafür ausschlaggebend, ob eine Pharmakotherapie eingeleitet werden sollte oder nicht. Auch in Hinblick darauf, dass Psychotherapieplätze oft mit einer gewissen Wartezeit verknüpft sind, können Medikamente für den Anfang hilfreich sein. Grundsätzlich ist bei der Entscheidung, ob (und welche) Medikamente eingesetzt werden sollen, immer das vertrauensvolle Gespräch mit dem Facharzt sehr wichtig. Auch wenn Sie Medikamente absetzen wollen, besprechen Sie dies gründlich mit Ihrem Arzt oder Ihrer Ärztin. Oft gibt ein Gefühl der Besserung den Eindruck, die Medikamente nicht mehr zu brauchen, vor allem wenn die Einnahme mit unerwünschten Nebenwirkungen verbunden war, die man verständlicherweise loswerden möchte. Dennoch kann ein selbstentschiedenes oder auch zu schnelles Absetzen der Medikamente nachteilig sein, da dies möglicherweise zu früh im Verlauf der depressiven Phase ist oder mit Absetzerscheinungen einhergeht. Ihr Arzt kann Sie hierzu beraten, um den Verlauf bestmöglich für Sie zu gestalten.

5.3 Psychotherapie – was bringt das und wie läuft das ab?

Neben der medikamentösen steht die psychotherapeutische Behandlung der Depression. Sie kann alleine zur Anwendung kommen oder in Kombination mit der Pharmakotherapie. Bei einer Psychotherapie handelt es sich um eine Behandlungsform, die in ihrer Reinform ohne den Einsatz von Medikamenten, auf dem Hintergrund psychologischer Theorien und unter Anwendung psychologischer Methoden (Gespräche, Problemanalyse, Übungen usw.) durch einen Psychotherapeuten durchgeführt wird. Ziel der Psychotherapie ist, die Probleme eines Betroffenen zu überwinden, so das psychische Leid des Patienten zu lindern und eine möglichst große Stabilität sowie Qualität im täglichen Leben (wieder) zu erreichen.

Vorteile einer Psychotherapie
Auch wenn es bei leichteren depressiven Verstimmungen oft noch möglich ist, selbstständig oder mithilfe von Selbsthilfegruppen dagegen anzugehen, kann bei mittelgradigen und schwerwiegenderen, vor allem aber bei wiederkehrenden depressiven Phasen die Aufnahme einer Psychotherapie sinnvoll und wirksam sein. Ein professioneller Helfer kann Sie dabei unterstützen, die Störung zu verstehen, neue Perspektiven einzunehmen und Verhaltensweisen zu erlernen, wozu Ihnen alleine vielleicht der Antrieb, die Hoffnung oder der Mut fehlen würden. Gegenüber einer pharmakologischen Behandlung liegt der große Vorteil darin, dass die durch Psychotherapie erreichten Effekte oft langanhaltender sind, während es, nachdem eine Medikation im Verlauf wieder abgesetzt wird, häufiger zu erneuten Rückfällen kommen kann. Die Ursache hierfür erscheint naheliegend: Mit Ausnahme der biologischen Anfälligkeit lassen sich die der jeweiligen Depression zugrunde liegenden Ursachen (z. B. Aufarbeitung kritischer Lebensereignisse), aber auch die depressionsaufrechterhaltenden Denk- und Verhaltensmuster sowie der angemessene Umgang mit aktuellen und zukünftigen Belastungen nur mithilfe einer Psychotherapie hinreichend und überdauernd bearbeiten.

Zwar kann es auch nach Abschluss einer Psychotherapie zu erneuten depressiven Rückfällen kommen. Oft kann jedoch durch das im Rahmen einer Psychotherapie Erlernte erzielt werden, dass die Rückfallrate abnimmt sowie Rückfälle weniger schwerwiegend und kürzer ausfallen, als dies ohne Psychotherapie der Fall wäre. Erinnern Sie sich z. B. an die oben beschriebenen Frühwarnsymptome. Diese werden auch im Rahmen einer Therapie erörtert und sind Teil einer Rückfallprophylaxe, die ein fester Bestandteil der psychotherapeutischen Behandlung ist.

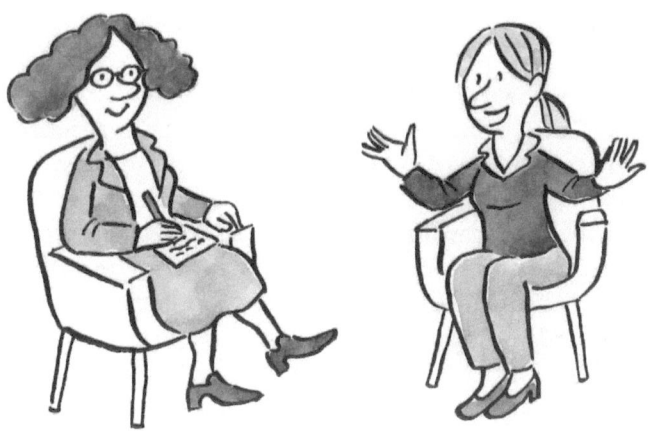

Formen von Psychotherapie

Im Laufe der Jahrzehnte hat sich eine Vielzahl an psychotherapeutischen Ansätzen entwickelt, die sich mit der Behandlung von Depressionen beschäftigt. Hiervon sind lediglich drei Verfahren so genannte Richtlinienverfahren, das heißt, dass die gesetzlichen Krankenkassen die Kosten für eine solche Behandlung übernehmen. Dies sind die (Kognitive) Verhaltenstherapie, Psychoanalyse und die tiefenpsychologisch fundierte Psychotherapie. Deren wichtigste Inhalte werden nachfolgend kurz erläutert.

▶ **Kognitive Verhaltenstherapie:** Diese Therapierichtung nimmt an, dass ein wechselseitiger Zusammenhang zwischen Gedanken, Gefühlen und Verhalten besteht. Durch eine Veränderung des Verhaltens sowie ungünstiger Denkmuster kann so Einfluss auf die depressive Stimmung genommen werden. Im Rahmen einer Verhaltenstherapie wird der Patient darin unterstützt, sich wieder zunehmend positiven und verstärkenden Erfahrungen auszusetzen. Es werden ihm Fertigkeiten (neues Verhalten, verändertes Denken, günstigere Alltagsgestaltung usw.) vermittelt, die er durch wiederholte Übungen in sein Verhaltensrepertoire aufnimmt und von denen man ausgeht, dass sie sich stressregulierend und positiv auf die Stimmung des Patienten auswirken. Verhaltensweisen, die die Depression aufrechterhalten, werden hingegen abgebaut. Überzeugungen und Einstellungen werden hinterfragt und durch hilfreiche, wirklichkeitsorientierte Denkmuster ersetzt. Verhaltenstherapeutische Therapien erstrecken sich in der Regel über 24 bis 80 Sitzungen.

▶ **Psychoanalyse:** Bei dieser Therapierichtung geht man davon aus, dass die Depression Ausdruck eines unbewussten, verdrängten Konflikts ist, der auf die (früh-)kindliche Entwicklungsphase zurückzuführen ist. Im Rahmen einer Psychoanalyse wird versucht, diese früheren Konflikte und Verdrängungen aufzudecken. Der Patient wird darin unterstützt, sich dem Konflikt zu stellen und ihn aus seiner heutigen Erwachsenenposition heraus zu lösen. Hierbei ist das Vorgehen deutlich unstrukturierter als z. B. bei einer kognitiven Verhaltenstherapie. Der Patient wird unter anderem dazu ermutigt, frei zu assoziieren, d. h. all seinen Gedanken und

Eindrücken unzensiert freien Lauf zu lassen. Es wird vermutet, dass durch diese Methode unbewusste Anteile des Patienten, die der Bearbeitung des Konflikts dienen können, eher zum Ausdruck kommen können. Eine Psychoanalyse kann über mehrere hundert Stunden durchgeführt werden, auch ist es üblich, dass die Therapiesitzungen mehrmals wöchentlich stattfinden.

▶ **Tiefenpsychologisch fundierte Therapie:** diese Therapieform ist in Hinblick auf die zugrunde liegende Theorie der Psychoanalyse recht ähnlich, konzentriert sich jedoch verstärkt auf praktische, reale Lebensprobleme und geht hierbei ziel- und gegenwartsorientierter als die klassische Psychoanalyse vor. Sie ist mit 60–100 Behandlungsstunden deutlich kürzer angelegt als eine Psychoanalyse.

▶ **Interpersonelle Psychotherapie:** bei der Interpersonellen Psychotherapie (IPT) wird davon ausgegangen, dass ein enger Zusammenhang zwischen der depressiven Störung auf der einen Seite und zwischenmenschlichen Belastungen auf der anderen Seite besteht. Diese bedingen sich wechselseitig, sodass ein wesentliches Ziel der IPT darin besteht, die mit der Depression verbundenen zwischenmenschlichen Probleme zu identifizieren und zu bearbeiten. Hierbei werden vier sog. Behandlungsschwerpunkte unterschieden: (1) Zwischenmenschliche Konflikte, (2) Rollenwechsel/Lebensveränderungen, (3) pathologische Trauer und (4) Isolation/soziale Defizite. Die IPT ist in ihrer ursprünglichen Form als eine Kurzzeittherapie (ca. 20 Sitzungen) konzipiert. Sie gehört noch nicht zu den von den Krankenkassen erstatteten Richtlinienverfahren, hat sich jedoch in Studien wiederholt als wirksam in der Behandlung gegen Depressionen erwiesen und zählt zu den so genannten wissenschaftlich anerkannten Methoden.

Neuere Ansätze zeichnen sich dadurch aus, dass sie kognitiv-verhaltenstherapeutische, psychoanalytische bzw. tiefenpsychologische sowie interpersonelle Strategien kombinieren. Die im Folgenden beschriebenen Ansätze werden zunehmend und wirksam bei depressiven Störungsbildern eingesetzt:
▶ **Cognitive Behavioral Analysis System of Psychotherapy (CBASP):** Dieses Verfahren ist speziell für Patienten mit chronischen Depressionen entwickelt worden. Hierbei identifizieren Therapeut

und Patient zunächst diejenigen Bezugspersonen, die den Patienten im Laufe seines Lebens geprägt haben, und leiten hieraus Grundannahmen ab, die sich durch diese Personen in der Lerngeschichte der Patienten verankert haben. Mithilfe so genannter Situationsanalysen werden die Denk- und Verhaltensmuster des Patienten in verschiedenen sozialen Situationen aufgedeckt, analysiert, welche Rolle die zuvor identifizierten Grundannahmen hierbei einnehmen, und geprüft, inwiefern diese zu einem erwünschten Verlauf der sozialen Situation beitragen. Der Patient lernt im Laufe der Therapie, seine problematischen Interpretationen des Verhaltens anderer zu erkennen und solche Fehlinterpretationen zu vermeiden. Durch Verhaltenstraining wie z. B. Rollenspiele wird beispielsweise selbstsicheres Verhalten eingeübt.

▶ **Schematherapie:** Diese Therapieform geht davon aus, dass so genannte Schemata, also früh erworbene und tief verankerte Muster aus Grundannahmen, Emotionen, Erinnerungen und Körperempfindungen unser Verhalten steuern. Diese können für die eigene Persönlichkeit förderlich oder auch hinderlich sein und im letzteren Fall immer wieder problematisches Verhalten auslösen. In der Schematherapie werden Schemata und Bewältigungsreaktionen, die immer wieder zu ungünstigen Verhaltensweisen führen, aufgedeckt. Gemeinsam wird erarbeitet, wie altes Erleben in der Gegenwart immer wieder zu ungünstigem Verhalten führt. Durch Imaginationsübungen kann das dahinterliegende Kindheitserleben wieder aktiviert werden, wodurch des dem Patienten besser gelingt, sich von diesen Emotionen zu distanzieren. Es werden neue Lösungsansätze aus Sicht des »Gesunden Erwachsenen« entwickelt, die folglich verhaltenstherapeutisch eingeübt werden. Auch dieser Ansatz kommt verstärkt bei chronischen Depressionen zum Einsatz.

▶ **Akzeptanz- und Commitmenttherapie (ACT):** Dieser Ansatz zielt stark darauf ab, die Akzeptanz des Patienten auch für dessen unangenehme Empfindungen zu erhöhen und sein Handeln trotz psychischer Probleme wieder verstärkt auf selbstgewählte Werte auszurichten. Zur Anwendung kommen unter anderem achtsamkeitsbasierte Strategien, das heißt, es geht darum, wieder ganz bewusst und wertfrei das Hier-und-Jetzt wahrzunehmen.

Das Angebot an psychotherapeutischen Verfahren ist vielfältig, jedoch ist die Auswahl durch das, was die Krankenkassen akzeptieren, sowie durch die regional in unterschiedlichem Maße verfügbaren Angebote begrenzt. Psychotherapeutische Beratungsstellen, die auch häufig Online-Beratung anbieten, können Sie bei der Information und Auswahl sowie der Therapeutensuche unterstützen. Ansonsten ist auch hier Ihr Arzt ein hilfreicher Ansprechpartner.

Auf der Suche nach einem Psychotherapeuten
Falls Sie sich dazu entschieden haben, eine Psychotherapie zu beginnen, kann der Weg dorthin beschwerlich sein. Lassen Sie sich aber nicht abschrecken und suchen Sie sich Unterstützung z. B. in Ihrer Familie oder Ihrem Freundeskreis.

Wie finde ich einen Psychotherapeuten? Welcher ist der für mich passende Psychotherapeut? Was benötige ich für eine Anmeldung? Was tun, wenn nirgends ein Psychotherapieplatz verfügbar ist? Diese gehören zu den häufigsten Fragen, mit denen sich viele Betroffene beschäftigen, weshalb an dieser Stelle darauf eingegangen werden soll.
Wie finde ich einen Psychotherapeuten? Anerkannte Psychotherapeuten haben eine Approbation und Zulassung zur Ausübung von Psychotherapie in einem der drei oben beschriebenen Richtlinienverfahren. Je nach vorangegangenem Studium unterscheidet man psychologische und ärztliche Psychotherapeuten. Psychologische Psychotherapeuten haben vor ihrer Ausbildung zum Psychotherapeuten Psychologie studiert. Ärztliche Psychotherapeuten haben ein Studium in Medizin absolviert und anschließend eine Weiterbildung zum Facharzt für Psychiatrie und Psychotherapie oder Psychosomatische Medizin und Psychotherapie abgeschlossen.

Auf der Suche nach einem Psychotherapeuten sollten Sie sowohl psychologische als auch ärztliche Psychotherapeuten bedenken. Letztere haben den Vorteil, dass sie sich zusätzlich, falls gewünscht, um die pharmakologische Behandlung kümmern können. Dies kann aber auch von einem unabhängigen anderen Facharzt für Psychiatrie und Psychotherapie oder Neurologie übernommen werden.

Die gesetzlichen Krankenkassen übernehmen die Kosten einer Psychotherapie nur dann, wenn der Psychotherapeut über eine Kassenzulassung verfügt. Über die Internetseite der Kassenärztlichen Vereinigung Ihres Bundeslandes können Sie mithilfe einer Suchmaske nach Psychotherapeuten mit Kassenzulassung suchen und hierbei Ihren Wohnort oder verschiedene andere Präferenzen (z. B. Geschlecht des Therapeuten, Verfahren) berücksichtigen. Außerdem betreiben alle Ausbildungsinstitute psychotherapeutische Ambulanzen. Alle Abteilungen für Klinische Psychologie und Psychotherapie in den Fachbereichen Psychologie der Universitäten bieten an den zugehörigen Hochschulambulanzen Psychotherapie an.

Welcher ist der für mich passende Psychotherapeut? Über eine Suchmaske gelangen Sie zwar an die Kontakte, ob sich hinter den einzelnen Namen jedoch der für Sie passende Therapeut verbirgt, lässt sich hierüber noch nicht in Erfahrung bringen. Es bietet sich an, sich zunächst bei mehreren Psychotherapeuten anzumelden. Bei den meisten besteht eine gewisse Wartezeit, sodass Sie, wenn Sie mehrgleisig fahren, bessere Chancen haben, zeitnah bei einem Psychotherapeuten vorstellig zu werden. Zunächst werden dann teilweise ein Sprechstundentermin, dann bis zu vier so genannte probatorische Sitzungen durchgeführt. Diese Sitzungen dienen dazu, sich gegenseitig kennenzulernen. Der Therapeut wird prüfen, was genau Ihnen fehlt, ob bei den von Ihnen geschilderten Beschwerden eine Psychotherapie indiziert ist und wird Ihnen dann ein Behandlungsangebot unterbreiten. Sie hingegen können prüfen, ob Sie sich eine Psychotherapie mit dem entsprechenden Therapeuten vorstellen können und ob Ihnen das Verfahren und die Methoden, die er hierbei zur Anwendung bringen würde, zusagen.

Was benötige ich für eine Anmeldung? Für Ihren ersten Termin beim Psychotherapeuten benötigen Sie in jedem Fall Ihre Versichertenkarte der Krankenkasse, manchmal auch eine Überweisung für Psychotherapie von Ihrem Psychiater oder Ihrem Hausarzt. Falls bereits Vorbefunde bestehen, z. B. aus früheren Therapien oder Klinikaufenthalten, ist es hilfreich, wenn Sie diese zum Termin mitbringen.

Was tun, wenn nirgends zeitnah ein Psychotherapieplatz verfügbar ist? Bis April 2017 lief die Therapiesuche oft sehr frustrierend für Betroffene ab. Zwar hatte man manchmal Glück und bekam relativ zeitnah nach telefonischer Kontaktaufnahme bereits ein Erstgespräch für eine Psychotherapie angeboten. Leider kam es jedoch nicht selten vor, dass Patienten bereits bei der telefonischen Kontaktaufnahme durch eine Ansage des Anrufbeantworters darüber informiert wurden, dass der jeweilige Psychotherapeut aktuell keine weiteren Patienten mehr aufnimmt oder Termine für ein Erstgespräch erst nach einer langen Wartezeit von bis zu zwölf Monaten oder länger angeboten werden können. Dies ist gerade dann, wenn man unter einer akuten schweren Depression oder einer anderen psychischen Störung leidet, sehr frustrierend und nur schwer auszuhalten. Seit April 2017 wurden psychotherapeutische Sprechzeiten eingeführt, die Patienten vor Beginn einer Psychotherapie in der Regel aufsuchen müssen. Hierbei wird geklärt, ob der Verdacht einer psychischen Erkrankung besteht und eine Therapie sinnvoll wäre. Zudem sind Psychotherapeuten seither dazu verpflichtet, telefonische Sprechzeiten zur Terminkoordination anzubieten. Damit wurde zumindest die Wartezeit für einen Termin des Erstgesprächs deutlich reduziert.

Da es trotz besserer Erreichbarkeit dennoch weiterhin zu Wartezeiten kommen kann, empfehlen wir, mit einer Kontaktaufnahme und Anmeldung nicht allzu lange abzuwarten, sondern vorsorgehalber bereits zu Beginn der Erkrankung Kontakt zu verschiedenen Therapeuten aufzunehmen. Hier lohnt es sich, wie bereits erwähnt, sich auf die Warteliste von mehreren Psychotherapeuten setzen zu lassen, da dies Ihre Chancen auf einen baldigen Therapieplatz erhöht. Vielleicht löst sich das Problem durch Ihre selbstständigen Bemühungen oder eine medikamentöse Behandlung zwischenzeitlich auf, sodass Sie keinen Bedarf mehr an einem Therapieplatz haben, sobald Ihnen dieser angeboten wird. Vielleicht hält die Symptomatik aber auch an oder verschlechtert sich sogar, sodass es gut ist, wenn Ihnen im Verlauf ein Therapieplatz angeboten werden kann.

Sollten Sie weiterhin nicht zeitnah (als zumutbar gelten Wartezeiten bis drei Monate) einen Therapieplatz in Wohnortnähe bei einem Psychotherapeuten mit Kassenzulassung erhalten, gibt es noch die Möglichkeit des so genannten Kostenerstattungsverfahrens. Hierbei kann eine Psychotherapie auch bei einem approbierten Psychotherapeuten ohne Kassenzulassung beantragt werden, für deren Kosten dann bei Bewilligung Ihre Krankenkasse aufkommt. Hierfür müssen Sie zunächst mittels Protokoll nachweisen, dass Sie bei Ihren bisherigen Suchaktivitäten erfolglos waren (in der Regel reicht es, hier 3–5 erfolglose Kontaktversuche zu protokollieren). Dieses Protokoll richten Sie schriftlich an Ihre Krankenkasse, mit der Bitte, Ihnen einen Psychotherapeuten in Wohnortnähe mitzuteilen, der Ihnen zeitnah einen Termin anbieten kann. Erfolgt dies nach einer von Ihnen gesetzten Frist (z. B. ein bis zwei Wochen) nicht, können Sie auf die Suche nach approbierten Psychotherapeuten ohne Kassenzulassung gehen. Von diesem benötigen Sie eine schriftliche Bestätigung zur Weitergabe an Ihre Krankenkasse, dass für Sie eine umgehende Behandlung notwendig ist und er Ihnen kurzfristig einen freien Therapieplatz anbieten kann. Im nächsten Schritt beantragen Sie gemeinsam mit diesem Therapeuten die Kostenerstattung für eine Psychotherapie.

Beantragung einer Psychotherapie
Nach Abschluss der probatorischen Sitzungen, die ohne Antrag von der Krankenkasse bezahlt werden, muss – sofern Sie sich für eine Psychotherapie beim jeweiligen Psychotherapeuten entscheiden und eine seit April 2017 eingeführte Akutbehandlung nicht ausreichend ist – eine Richtlinienpsychotherapie beantragt werden. Hierzu benötigt der Therapeut einen Konsiliarbericht von Ihrem Hausarzt oder Psychiater, aus dem hervorgeht, dass es keine körperlichen Faktoren gibt, die gegen die Aufnahme einer Psychotherapie sprechen. Es werden Formulare ausgefüllt, zudem muss der Psychotherapeut teilweise einen Bericht schreiben, in dem die Psychotherapie inhaltlich begründet wird. Innerhalb von bis zu fünf Wochen wird dann durch einen von der Krankenkasse beauftragen Gutachter beurteilt, ob die Kosten einer Psychotherapie von der Krankenkasse übernommen werden sollten. Die Chancen, dass ein Antrag bewilligt und die Kosten von der Krankenkasse übernommen werden, liegen vor allem bei der ersten Psychotherapie sehr hoch. Konnte eine Störung von Krankheitswert (wie eine depressive

Störung) festgestellt werden, sind die formalen Kriterien (z. B. fortbestehender Versicherungsschutz bei der Krankenkasse) erfüllt und wurde in den vergangenen zwei Jahren noch keine weitere Psychotherapie durchgeführt, werden seit April 2017 die ersten 24 Sitzungen in der Regel ohne gutachterliche Prüfung bewilligt und von der Krankenkasse übernommen. Der steinige Weg lohnt sich also!

Ablauf einer Psychotherapie
Nachdem Sie von Ihrer Krankenkasse Stunden für eine Psychotherapie genehmigt bekommen haben, kann es richtig losgehen. In den ersten Stunden wird es noch darum gehen, sich weiter kennenzulernen und eine gute therapeutische Beziehung aufzubauen. Da Sie gemeinsam an sehr privaten und schwierigen Themen arbeiten werden, ist es wichtig, dass Sie Ihren Therapeuten als zuverlässiges, vertrauensvolles und unterstützendes Gegenüber wahrnehmen. Auch in einer Psychotherapie kann es zu Konflikten oder Krisen kommen, so dass es hier sehr wichtig ist, eine stabile therapeutische Beziehung aufzubauen, die diese Zustände aushalten kann.

Inhaltlich werden Sie zunächst gemeinsam mit Ihrem Therapeuten Ziele formulieren und einen auf Sie persönlich zugeschnittenen Behandlungsplan entwerfen. Je nach Therapieverfahren läuft dies mehr oder weniger konkret ab. Im folgenden Kasten haben wir typische Therapieziele zusammengestellt.

Beispiele für typische Ziele im Rahmen einer depressionsspezifischen Psychotherapie
▶ Erarbeitung eines individuellen Erklärungsmodells zur Depression: Warum habe ich eine depressive Störung entwickelt?
▶ Aufbau positiver Aktivitäten: wieder regelmäßig schwimmen gehen, Freunde treffen, spazieren, fotografieren, …
▶ Genusstraining
▶ Grübeln und Rückzug abbauen
▶ Aufgaben Schritt für Schritt erledigen (z. B. Organisation meiner Geburtstagsfeier, Renovierung des Wohnzimmers)
▶ Lernen, meine Bedürfnisse wahrzunehmen und diese zum Ausdruck zu bringen

- Überhöhte Ansprüche an mich selbst hinterfragen und auf ein gesundes Niveau anpassen
- Aufbau des Selbstwertgefühls: meine Stärken (wieder) entdecken
- Erkennen, wann sich erneute depressive Phasen anbahnen und Strategien erarbeiten, mit denen ich gegensteuern kann

In der Folge werden Sie Schritt für Schritt an Ihren Problemen arbeiten, indem Sie mithilfe des Therapeuten die dahinterliegenden Mechanismen verstehen lernen und verschiedene Bewältigungskompetenzen im Umgang mit Ihren Problemen aufbauen und einüben. Gegen Ende der Behandlung, sobald es Ihnen wieder besser geht und Sie die akute depressive Phase überwunden haben wird es schließlich noch darum gehen, Sie auf künftig auftretende Rückfälle vorzubereiten. Sie lernen mögliche Risikosituationen für einen Rückfall zu erkennen und erarbeiten, wie Sie sich in einem solchen Fall verhalten können, um einen Rückfall zu vermeiden oder einzudämmen. Häufig werden die letzten Sitzungen einer Therapie in größeren zeitlichen Abständen durchgeführt, so dass Sie sich langsam daran gewöhnen können, Ihren Weg wieder ohne therapeutische Hilfe zu gehen.

5.4 Kombinationsbehandlung – ab wann machen Psychotherapie *und* Medikamente einen Sinn?

Eine Kombination aus Psychotherapie und Medikamenten ist nicht automatisch wirksamer als die Durchführung einer Psychotherapie alleine. Dies ergaben verschiedene Übersichtsarbeiten, die diesen Sachverhalt untersuchten. Jedoch scheint es bestimmte Umstände zu geben, bei denen eine zusätzliche medikamentöse Behandlung zur Psychotherapie zu deutlich besseren Ergebnissen führt. Dies gilt für Patienten mit schweren depressiven Episoden. Hier ist manchmal eine medikamentöse Behandlung notwendig, um die psychische Stabilität soweit wieder herzustellen, dass eine Psychotherapie überhaupt aufgenommen werden kann. Weiterhin gilt dies für Patienten mit chronischen Verläufen oder wiederkehrenden Phasen sowie für ältere (59–70 Jahre) depressive Patienten (S3-Leitlinie Unipolare Depression; DGPPN et al., 2015). Es wird angenommen, dass der Anteil biologischer, über Medikamente beeinflussbarer Ursachen in der Entstehung der Depression bei diesen Gruppen einen größeren Stellenwert einnimmt, weshalb eine zusätzliche medikamentöse Behandlung den Behandlungserfolg verstärken kann.

Grundsätzlich kann zunächst erst einmal ausprobiert werden, ob Psychotherapie oder Antidepressiva alleine bereits zu den gewünschten Verbesserungen der depressiven Symptomatik führt und dann in Rücksprache mit Arzt oder Therapeut abgewogen werden, ob die bisher gewählte Methode durch weitere therapeutische Ansätze ergänzt werden sollte.

5.5 Alternative Behandlungsformen

Neben Psychopharmaka und Psychotherapie gibt es noch weitere Behandlungsmöglichkeiten, die bei depressiven Störungen zur Anwendung kommen können. Nicht jedes Verfahren hiervon ist bei jeder Form von Depression sinnvoll, oft stellen sie auch vielmehr eine Ergänzung als eine alleinige Behandlungsoption dar. Ihr Arzt oder Therapeut kann Sie hierzu beraten. Die Kosten für die einzelnen Verfahren werden (zumindest anteilig) von den gesetzlichen Krankenkassen mit einigen Ausnahmen (Transkranielle Magnet- und Gleichstrom- sowie Vagus-Nerv-Stimulation) übernommen. Nähere Beschreibungen der einzelnen Verfahren finden Sie im Folgenden.

Lichttherapie. Bei dieser Behandlungsform setzt sich der Betroffene täglich einer Lichtquelle aus, die weißes, fluoreszierendes, UV-gefiltertes Licht abgibt. Bei einer Dosis von 10 000 Lux ist eine Behandlungsdauer von 30–40 Minuten nötig, um eine Wirkung zu erzielen. Hierbei sollte der Betroffene seine Augen offen halten und immer wieder für einige Sekunden in die Lichtquelle sehen. Hierdurch werden über die Netzhaut und den Sehnerv Prozesse angestoßen, die dazu führen, dass die Produktion des depressionsverstärkenden Hormons Melatonin beendet wird. Die Behandlung sollte direkt nach dem Aufwachen und für mindestens zwei bis vier Wochen durchgeführt werden. Patienten mit Augenproblemen sollten im Vorhinein ihren Augenarzt konsultieren. Auch bestehen Wechselwirkungen mit bestimmten Medikamenten (z. B. Johanniskraut), weshalb diesbezüglich Rücksprache mit dem Facharzt gehalten werden sollte.

Lichttherapie hat sich vor allem bei saisonal abhängigen depressiven Störungen als wirksam erwiesen, also solchen Depressionen, die vor allem im Herbst und Winter auftreten und zum Frühjahr wieder besser werden. Die Behandlung sollte dann während der gesamten Saison fortgesetzt werden, da es sonst nach Absetzen schnell wieder zu einem Rückfall kommen kann.

Wachtherapie. Bei dieser Behandlungsoption wird durch einen gezielten Schlafentzug (36–40 Stunden) relativ kurzfristig ein positiver Einfluss auf die depressive Symptomatik vorgenommen. Der Betroffene bleibt entweder die gesamte Nacht oder ab der zweiten Nachthälfte wach und sollte sich auch am darauffolgenden Tag nicht schlafen legen. Meist wird dieses Verfahren das erste Mal während eines Klinikaufenthaltes angewendet, bei dem der Betroffene das Vorgehen genau kennenlernt und sich häufig mit einer Gruppe anderer Betroffener über Nacht z. B. mit Gesellschaftsspielen, Gesprächen oder Spaziergängen ablenkt. Wichtig ist, wirklich die komplette Zeit wach zu bleiben. Wollen Sie die Wachtherapie zum ersten Mal im ambulanten Rahmen alleine durchführen, sollten Sie zuvor in jedem Fall Rücksprache mit Ihrem Psychiater halten, der Ihnen genaue Anweisungen zum Ablauf geben wird. Zwar sind durch diese Form der Therapie meist noch am gleichen Tag positive Wirkungen erkennbar, oft sind diese jedoch nicht anhaltend, sodass die meisten Patienten bereits nach der nächsten durchgeschlafenen Nacht wieder depressive Symptome aufzeigen. Bei bis zu 15% stellt sich jedoch nach einer vollständig durchwachten Nacht eine anhaltende Besserung ein.

Sport. Es ist hinreichend bekannt, dass körperliches Training, das geplant und wiederholt durchgeführt wird und die körperliche Fitness in einem oder mehreren Bereichen verbessert, einen positiven Effekt auf die Gesundheit hat. Doch nicht nur die körperliche, sondern auch die psychische Gesundheit profitiert von Sport. Dies gilt besonders für depressive Störungen: Durch Sport werden Betroffene körperlich (und geistig) aktiviert, kommen vermehrt in Kontakt mit Natur und Sonnenlicht und erfahren nicht selten (z. B. in Sportgruppen) zusätz-

liche soziale Kontakte. Wie Sie bereits wissen, sind dies wesentliche Elemente in der Behandlung depressiver Phasen. Sich regelmäßig körperlich auszupowern bewirkt zudem einen gewissen Ausgleich und steigert das Wohlbefinden, was zur psychischen Stabilität beiträgt. Mit sportlichen Aktivitäten einhergehende (realistische!) Zielsetzungen und damit verknüpfte Erfolgserlebnisse (z. B. die geplante Joggingrunde geschafft zu haben) heben die Stimmung und motivieren zu mehr. Wichtig ist, den Sport regelmäßig und anhaltend durchzuführen. Empfohlen werden strukturierte, angeleitete Bewegungsprogramme dreimal pro Woche für jeweils 45 bis 60 Minuten über 10 bis 14 Wochen (NICE-Leitlinie, 2009). Aber auch regelmäßige Spaziergänge ab 20 Minuten haben sich bereits als wirksam erwiesen.
Elektrokrampftherapie. Bei einer Elektrokrampftherapie, abgekürzt EKT, wird beim Patienten, der zuvor in eine Kurznarkose versetzt wurde, mittels Oberflächenelektroden an der Kopfhaut durch kurze Stromimpulse ein etwa eine Minute anhaltender Krampfanfall im Gehirn ausgelöst. Dieser führt zu einer Art »Reset«, indem er die Neubildung und plastische Veränderung von Nervenzellen und deren Vernetzung im Gehirn anregt. Durchschnittlich umfasst die Therapie zehn Einzelbehandlungen, die meist zwei- bis dreimal die Woche in einer Klinik durchgeführt werden. Manchmal werden darüber hinaus in größeren Abständen auch so genannte Erhaltungs-EKTs durchgeführt, um Rückfälle zu vermeiden. In der Regel können aber in der Folge die herkömmlichen pharmako- und psychotherapeutischen Mittel zur Rückfallprophylaxe eingesetzt werden, die zuvor oft nicht mehr ausreichend gewirkt haben.

Diese Methode erscheint vielen zunächst erschreckend. Sie ist jedoch vor allem bei schweren, wahnhaften sowie solchen depressiven Störungen, bei denen die bisherigen Behandlungsversuche durch Medikamente und Psychotherapie erfolglos waren, eine äußerst wirksame Behandlungsoption. Nebenwirkungen bestehen häufig in vorübergehenden Kopfschmerzen, Schwindel und Muskelkater. Auch kann es zu kognitiven Einschränkungen, wie Verwirrtheitszuständen und Erinnerungslücken kommen. Diese bilden sich jedoch in der Regel nach einigen Stunden bis Tagen zurück.

Transkranielle Magnetstimulation. Diese noch recht neuartige Methode bewirkt, dass Nervenzellen durch den Einfluss eines Magnetfelds stimuliert werden und hierdurch die Durchblutung und Aktivität des Gehirns erhöht werden. Da depressive Patienten in den betroffenen Hirnregionen eine geringere Aktivität aufweisen als Gesunde, wird davon ausgegangen, dass hierdurch die depressive Symptomatik positiv beeinflusst werden kann. Hierzu wird wiederholt mit einer Magnetspule ein Magnetfeld im Stirnbereich des Betroffenen erzeugt, Nebenwirkungen sind hierbei selten. Diese Methode kann vor allem bei Patienten eingesetzt werden, die zuvor auf eine antidepressive Medikation nicht angesprochen haben.

Transkranielle Gleichstromstimulation. Bei diesem ebenfalls nichtinvasiven und nebenwirkungsarmen Hirnstimulationsverfahren wird ein schwacher elektrischer Strom eingesetzt, der mithilfe von auf der Kopfhaut angebrachten Elektroden durch den Schädelknochen auf das Gehirn einwirkt. Der auf diese Weise verabreichte Strom ist für den Patienten kaum spürbar, hat jedoch eine aktivierende Wirkung auf den stimulierten Hirnbereich. Er verändert die elektrische Ladung auf der Membran der betroffenen Nervenzellen, wodurch die Aktivität dieser Zellen beeinflusst werden kann. Es wird davon ausgegangen, dass hierdurch beispielsweise emotional-kognitive Lernprozesse innerhalb einer Psychotherapie gesteigert werden können. Auch könnte die transkranielle Gleichstromstimulation eine Alternative für Betroffene darstellen, bei denen eine medikamentöse Therapie aus verschiedenen Gründen nicht angewendet werden kann oder bisher erfolglos war.

Vagus-Nerv-Stimulation. Bei diesem Verfahren wird ein Schrittmacher unter die Haut im linken Brustbereich implantiert, welcher mit Elektroden unter der Haut der linken vorderen Halsseite verbunden wird. Diese stimulieren in festgelegten Zeitabständen durch milde Stromstöße den Vagus-Nerv. Bei Epilepsiepatienten, die diese Behandlung erhalten haben, konnte gleichzeitig ein Rückgang der Depression beobachtet werden, weshalb dieses Verfahren nun auch bei therapieresistenten Depressionen eingesetzt wird. Nebenwirkungen können in Form von Veränderungen in der Stimme, Husten, Atemnot, Nackenschmerzen, Schluckstörungen, Kehlkopfkrämpfen, Missempfindungen in verschiedenen Körperteilen und Entzündungen der Rachenschleimhaut auftreten. Für eine eindeutige Wirksamkeit dieses Verfahrens im Einsatz gegen Depressionen liegen bislang noch keine ausreichenden Studien vor, weshalb noch keine klare Empfehlung hierfür ausgesprochen werden kann.

5.6 Warnung vor »Wunderheilern«

Zu guter Letzt wollen wir an dieser Stelle noch kritisch auf einzelne Behandlungsansätze eingehen, für die es bisher keine ausreichenden Studien gibt, in denen die antidepressive Wirksamkeit solcher Methoden nachgewiesen werden konnte. Es ist unumstritten, dass allein durch eine starke Überzeugung an die Wirksamkeit einer Methode, positive Effekte (sog. Placeboeffekte) erzielt werden können. Dies trifft aber vor allem für leichtere Ausprägungen einer Depression zu. Bei mittelgradig bis starken Depressionen helfen oft nur noch die sich als tatsächlich wirksam erwiesenen psycho- und pharmakotherapeutischen Maßnahmen sowie alternative Verfahren wie z. B. EKTs. Hierbei ausschließlich auf homöopathische Behandlungsansätze, besondere Diäten oder gar die Methoden eines Wunderheilers zurückzugreifen, wäre ein grober Behandlungsfehler. Besonders stutzig sollten Sie werden, wenn die jeweilige Behandlungsform für sich in Anspruch nimmt, alleinige Methode im Einsatz gegen die Depression zu sein und der Anwendung klassischer Behandlungsansätze ablehnend gegenüber steht. Auch sind kostspielige Methoden, für die Sie selbst aufkommen müssten, ohne dass Ihre Krankenkasse die Kosten (anteilig) übernehmen würde, immer mit einem kritischen Auge zu betrachten.

6 Zum Abschluss

Ich werd' dich begleiten
Denn es ist nie zu spät
Um nochmal durchzustarten
Wo hinter all den schwarzen Wolken
Wieder gute Zeiten warten
Wieder geile Zeiten warten
Ey, lass zusammenhalten
Dann kommt die Sonne durch
(Udo Lindenberg, 2016)

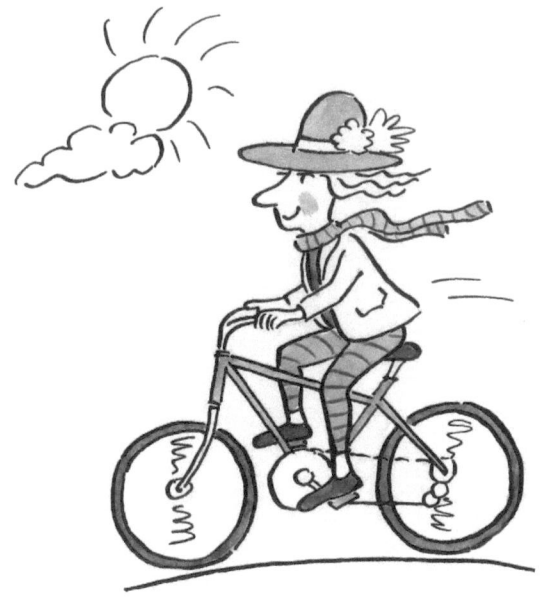

Die Sonne kommt wieder durch, die Welt, das Leben wird hinter den schwarzen Wolken wieder farbig!

Wie eingangs beschrieben, gelingt es der Mehrzahl an Menschen, ihre Depression zu überwinden. Diese Botschaft möchten wir Ihnen zum Abschluss nochmals ans Herz legen und Ihnen Mut machen. Depressionen sind gut behandelbar. Es stehen erfreulich erfolgreiche Therapiealternativen zur Verfügung. Entscheidend ist dabei immer, auch wenn es schwer fällt: anfangen, handeln, aktiv werden, verändern, nicht länger vermeiden und schon gar nicht resignieren.

Anhang

Adressen der depressionsspezifischen Netzwerke und der Informationsstelle für Selbsthilfegruppen

Literaturempfehlung

Hinweise zum Online-Material

Adressen der depressionsspezifischen Netzwerke und der Informationsstelle für Selbsthilfegruppen

Stiftung Deutsche Depressionshilfe
Semmelweisstraße 10
04 103 Leipzig
http://www.deutsche-depressionshilfe.de

Deutsche DepressionsLiga e. V.
Postfach 1151
71 405 Schwaikheim
http://www.depressionsliga.de

Deutsches Bündnis gegen Depression e. V.
Klinik für Psychiatrie Universität Leipzig
Semmelweisstraße 10
04 103 Leipzig
http://www.buendnis-depression.de

Nationale Kontakt- und Informationsstelle zur Anregung und Unterstützung von Selbsthilfegruppen
Otto-Suhr-Allee 115
10 585 Berlin-Charlottenburg
https://www.nakos.de

Literaturempfehlung

Hier einige Buchempfehlungen, die von Depressionen Betroffene verfasst haben. In literarischer Form schildern sie ihren Weg aus der Depression. Das ist jedoch nur eine kleine Auswahl an Büchern und ganz subjektiv.
- Matt Haig (2016). Ziemlich gute Gründe, am Leben zu bleiben. dtv Verlagsgesellschaft. ISBN 978-3-423-28 071-6
- Kathrin Weßling (2012). Drüberleben: Depressionen sind doch kein Grund, traurig zu sein. Goldmann Verlag. ISBN 978-3-442-31 284-9
- Eva Lohmann (2011). Acht Wochen verrückt. Piper. ISBN 978-3-492-05 439-3
- Sarah Kuttner (2009). Mängelexemplar. S. Fischer Verlag. ISBN 978-3-100-42 205-7
- Alexander Wendt (2016). Du Miststück – Meine Depression und ich. FISCHER Taschenbuch. ISBN 978-3-596-03 539-7

Zum Abschluss noch eine Empfehlung zum Thema Genuss erlernen:
- Eva Koppenhöfer (2014). Mit allen Sinnen genießen. Mehr Lebensqualität durch bewussten Genuss. Audio-Ratgeber mit Übungen. 1 CD. Weinheim: Beltz. ISBN 978-3-621-28 147-8

Hinweise zum Online-Material

Die unten aufgeführten und auf den folgenden Seiten abgebildeten Online-Materialien finden Sie auf unserer Internetseite (http://www.beltz.de). Sie kommen zu diesen Materialien, indem Sie auf die Seite des Titels gehen, den Link zum Arbeitsmaterial anklicken und folgendes Passwort eingeben: **pLdCKnGb** (Groß- und Kleinschreibung beachten). Dann können Sie das Material herunterladen. Wenn Sie die Seite schließen, kommen Sie zurück zur Inhaltsübersicht. Da das Arbeitsmaterial nur so lange zur Verfügung steht, wie das Buch lieferbar ist, empfehlen wir Ihnen, es sich auf dem eigenen Rechner zu speichern.

Arbeitsblatt 1: Selbstbeobachtung bezüglich depressiver Symptome
Arbeitsblatt 2: Fragen zum Thema Hoffnungslosigkeit
Arbeitsblatt 3: Wochenplan
Arbeitsblatt 4: Liste positiver Aktivitäten
Arbeitsblatt 5: Aufbau befriedigender Aktivitäten auf verschiedenen Ebenen
Arbeitsblatt 6: Gedankenprotokoll
Arbeitsblatt 7: Meine Stärken und Ressourcen
Arbeitsblatt 8: Erfolgstagebuch
Arbeitsblatt 9: Selbstfürsorgeprotokoll
Arbeitsblatt 10: Frühwarnsystem – Krankheitsverlauf

AB 1 — Selbstbeobachtung bezüglich depressiver Symptome

Wie oft fühlten Sie sich im Verlauf der *letzten 2 Wochen* durch die folgenden Beschwerden beeinträchtigt?

	Überhaupt nicht	An einzelnen Tagen	An mehr als der Hälfte der Tage	Beinahe jeden Tag
(1) Wenig Interesse oder Freude an Ihren Tätigkeiten	0	1	2	3
(2) Niedergeschlagenheit, Schwermut oder Hoffnungslosigkeit	0	1	2	3
(3) Schwierigkeiten, ein oder durchzuschlafen oder vermehrter Schlaf	0	1	2	3
(4) Müdigkeit oder Gefühl, keine Energie zu haben	0	1	2	3
(5) Verminderter Appetit oder übermäßiges Bedürfnis zu essen	0	1	2	3
(6) Schlechte Meinung von sich selbst; Gefühl, ein Versager zu sein oder die Familie enttäuscht zu haben	0	1	2	3
(7) Schwierigkeiten, sich auf etwas zu konzentrieren, z. B. beim Zeitung lesen oder Fernsehen	0	1	2	3
(8) Waren Ihre Bewegungen oder Ihre Sprache so verlangsamt, dass es auch anderen auffallen würde? Oder waren Sie im Gegenteil »zappelig« oder ruhelos und hatten dadurch einen stärkeren Bewegungsdrang als sonst?	0	1	2	3
(9) Gedanken, dass Sie lieber tot wären oder sich Leid zufügen möchten?	0	1	2	3

AB 2 — Fragen zum Thema Hoffnungslosigkeit

Bitte kreuzen Sie an, ob die folgenden Fragen auf Sie zutreffen oder nicht

Frage Nr.			
1	Ich blicke mit Optimismus in die Zukunft.	☐ Ja	☐ Nein
2	Ich kann mir nicht vorstellen, wie mein Leben in fünf Jahren aussehen wird.	☐ Ja	☐ Nein
3	Ich bekomme nicht mehr, was ich will. Daher ist es Unsinn, überhaupt noch etwas zu wollen.	☐ Ja	☐ Nein
4	Das Leben wird mir noch viel mehr schöne Zeiten bringen als schlechte.	☐ Ja	☐ Nein
5	Ich setze viel Hoffnung in die Zukunft.	☐ Ja	☐ Nein
6	Ich habe keine Chance mehr.	☐ Ja	☐ Nein
7	Es bleibt mir noch genug Zeit, um die Sachen, die mir Spaß machen, zu tun.	☐ Ja	☐ Nein
8	Die Zukunft wirkt für mich düster und ungewiss.	☐ Ja	☐ Nein

AB 3 Wochenplan

Datum: _____

Zeit	Montag	Dienstag	Mittwoch	Donnerstag	Freitag	Samstag	Sonntag

144 | © Zwick, Hautzinger: Dem Leben wieder Farbe geben. Beltz, 2018

| AB 4 | Liste positiver Aktivitäten | 1/3 |

Bitte kreuzen Sie die für Sie angenehmen Tätigkeiten in der rechten Spalte an. Sie können die Liste beliebig erweitern – mit angenehmen Tätigkeiten, die noch nicht darin enthalten sind.

1. Ins Grüne fahren, spazieren gehen
2. In ein Lokal gehen
3. Zu einer Sportveranstaltung gehen
4. Sich selbst oder anderen etwas Schönes kaufen
5. Kochen/Backen
6. Ein Musikinstrument spielen
7. Mit Freunden zusammen sein
8. Ins Kino gehen
9. Ein Bad nehmen
10. Eine Massage geben/empfangen
11. Singen
12. Schauspielerisch tätig sein
13. Mit künstlerischen Materialien arbeiten (Ton, Leder, Perlen, Wolle etc.)
14. Sport treiben
15. Minigolf spielen
16. Romane, Erzählungen, Theaterstücke oder Gedichte lesen
17. Eine Zeitschrift/Zeitung lesen
18. Make-up auflegen, sein Haar richten, Parfüm benutzen usw.
19. Fotografieren
20. Wandern
21. Zu einer religiösen Veranstaltung gehen (z. B. Gottesdienst besuchen)
22. Einen Vergnügungspark besuchen
23. In ein Fitness-Center gehen
24. Gesellschaftsspiele spielen
25. Im Garten arbeiten (z. B. Blumen pflanzen, umgraben)

AB 4 — Liste positiver Aktivitäten

26. Sexuell aktiv sein (mit jemand anderem oder sich selbst)
27. Zu einer Party gehen
28. Sich künstlerisch betätigen (Malerei, Bildhauerei, Zeichnen, Filme drehen)
29. Zum Frisör/Kosmetiker gehen
30. Sich mit Tieren beschäftigen (z. B. beobachten, streicheln, reiten, füttern)
31. Flirten
32. Sich pflegen (z. B. eincremen, eine Maske oder Haarkur verwenden)
33. Meditation oder Yoga betreiben
34. Einen Einkaufsbummel machen
35. Ein Hörbuch hören
36. In den Zoo gehen
37. Eine Reise planen/unternehmen
38. Eine Serie/Film/Video anschauen
39. Im Internet surfen
40. Musik hören
41. Telefonieren
42. Ein leckeres Getränk trinken (z. B. Kaffee, Tee, Saft)
43. Einen Markt besuchen (Wochenmarkt, Flohmarkt etc.)
44. Tanzen
45. Ordnung schaffen (aufräumen, aussortieren, ausmisten, Möbel umstellen)
46. Sich in die Sonne setzen/legen
47. Etwas reparieren, restaurieren.
48. Kuscheln
49. Nähen, Stricken, Häkeln etc.
50. Sich schön einkleiden
51. Zu einem Musikkonzert gehen

© Zwick, Hautzinger: Dem Leben wieder Farbe geben. Beltz, 2018

AB 4 — Liste positiver Aktivitäten

52. Sich ehrenamtlich engagieren
53. Puzzle, Kreuzworträtsel usw. lösen
54. Ausgiebig frühstücken/brunchen
55. In ein Museum/eine Ausstellung gehen
56. Radfahren
57. In ein Bad gehen
58. Es sich gemütlich machen.
59. Alte Fotos durchschauen
60. Die Natur beobachten (Gewitter, Sonnenaufgang, Schnee, Tiere, Bäume)

AB 5 — Aufbau befriedigender Aktivitäten auf verschiedenen Ebenen

Versuchen Sie alle »Schubladen« mit befriedigenden Aktivitäten zu befüllen und integrieren Sie diese in Ihren Wochenplan.

Erledigungen/Erfolg	
Körper – Aktivierung	
Körper – Entspannung	
Genuss/Vergnügen	
Kognitiv – Konzentration	
Kognitiv – Ablenkung	
Kognitiv – Kreativität	
Sozial – Zuwendung	
Sozial – Abgrenzung	

AB 6 — Gedankenprotokoll

1 Situation	2 Automatischer Gedanke	3 Prüfung des Gedankens
		Was spricht für diesen Gedanken, was dagegen?
	Durch automatischen Gedanken ausgelöste Stimmung:	Welche Alternativerklärungen gibt es für diese Situation?
	Intensität der Stimmung (0–100%):	
	4 Hilfreicher Gedanke	Wie hätte eine andere Person, z. B. ein guter Freund, diese Situation bewertet?
	Durch Alternativerklärungen und hilfreicheren Gedanken ausgelöste Stimmung:	
	Intensität der Stimmung (0–100%):	

© Zwick, Hautzinger: Dem Leben wieder Farbe geben. Beltz, 2018

| AB 7 | Meine Stärken und Ressourcen |

Was mag ich an mir? Was finde ich an mir lobenswert?

Welche Erfolge, Meilensteine, Herausforderungen habe ich in meinem Leben bisher erreicht bzw. bewältigt? Welche Eigenschaften meiner Person haben dazu beigetragen?

Was schätzen andere Menschen an mir?

AB 8 — Erfolgstagebuch

Datum	Was ist mir heute richtig gut gelungen?	Was habe ich bewältigt, trotz dessen, dass es mir schwer fiel?

AB 9 — Selbstfürsorgeprotokoll

Datum	Was möchte ich mir heute Gutes tun?	Was könnte mich davon abhalten?	Wie könnte ich dieses Hindernis aus dem Weg räumen?

| **AB 10** | Frühwarnsystem – Krankheitsverlauf |

Mögliche Auslöser:

Monat/Jahr:

———————————————————————————▶

In den Zeiträumen unmittelbar vor den depressiven Episoden…
a) habe ich mich folgendermaßen verhalten:

b) habe ich folgendermaßen die Dinge betrachtet:

c) habe ich mich folgendermaßen gefühlt:

d) sind anderen Menschen in meinem Umfeld folgende Aspekte an mir aufgefallen:

Literatur

DGPPN, BÄK, KBV, AWMF, AkdÄ, BPtK, BApK, DAGSHG, DEGAM, DGPM, DGPs, DGRW (Hrsg.) für die Leitliniengruppe Unipolare Depression*. S3-Leitlinie/Nationale VersorgungsLeitlinie Unipolare Depression – Langfassung, 2. Auflage. Version 4. 2015. Verfügbar unter www.depression.versorgungsleitlinien.de.

Koppenhöfer, E. (2004). Kleine Schule des Genießens: Ein verhaltenstherapeutisch orientierter Behandlungsansatz zum Aufbau positiven Erlebens und Handelns. Lengerich: Pabst Science Publishers.

Krampen, G. (1994). Skalen zur Erfassung von Hoffnungslosigkeit. Deutsche Bearbeitung und Weiterentwicklung der H-Skalen von Aaron T. Beck. Göttingen: Hogrefe.

Löwe, B., Spitzer, R., Zipfel, S., & Herzog, W. (2002). Gesundheitsfragebogen für Patienten (PHQ D). Komplettversion und Kurzform. Testmappe mit Manual, Fragebögen, Schablonen. Karlsruhe: Pfizer.

Lutz, R. (2005). Genusstraining: »Kleine Schule des Genießens«. In M. Linden & M. Hautzinger (Eds.), Verhaltenstherapiemanual (S. 346-350). Berlin, Heidelberg: Springer Berlin Heidelberg.

National Institute for Clinical Excellence (NICE). Depression: the treatment and management of depression in adults (update). Draft for consultation Feb 2009. Verfügbar unter: http://www.nice.org.uk/guidance/cg90/documents/depression-in-adults-update-draft-nice-guideline-for-consultation2.

Watzlawick, P. (1993). Anleitung zum Unglücklichsein. dtv: München.

Zimmer, D. (1999). Arbeitsmaterialien der Tübinger Akademie für Verhaltenstherapie. Unveröffentlicht, zugänglich über http://www.tavt.de.

Sachwortverzeichnis

A
Abgrenzung 78 f.
Ablenkung 79
Affektive Störungen 26
Aktivierung 41, 79
Akzeptanz- und Commitmenttherapie 122
Alter 27
Alternative Behandlungsformen 129
– Elektrokrampftherapie 131
– Lichttherapie 129
– Sport 130
– Transkranielle Gleichstromstimulation 132
– Transkranielle Magnetstimulation 132
– Vagus-Nerv-Stimulation 132
– Wachtherapie 130
Angehörige 105
– Gespräch 109
– Typische Fragen 106

B
Bedürfnisse 73, 75
Beruf 112
Burn-out 20

C
Cognitive Behavioral Analysis System of Psychotherapy (CBASP) 121

D
Diagnosekriterien 19

E
Entlastung 63
Entspannung 79
Erklärungsmodell der Depression 31

F
Formen der Depression 25
– Bipolare Depression 26
– Chronische Depression 26
– Dysthymie 26
– Einzelne depressive Episode 25
– Wiederkehrende depressive Störung 25
Frühwarnsymptome 99 f.

G
Gedanken 40
– beeinflussen 81
– erkennen 82
– hinterfragen 85
– kontrollieren 84
– Positive Gedanken formulieren 87
Gefühle 40
Gehirn 33
Genuss 51, 79
– Hören 61
– im Alltag 62
– Regeln 52
– Riechen 55
– Schmecken 59
– Sehen 58
– Tasten 57
– Training 54

Geschlecht 27
Grübeln 41, 82, 127

H
Hoffnungslosigkeit 23

I
Interpersonelle Psychotherapie 121

K
Kognitive Verhaltenstherapie 120
Kombinationsbehandlung 128
Körperliche Beeinträchtigungen 112
– Diabetes 112
– Koronare Herzerkrankungen 112
– Osteoporose 112
Kostenerstattungsverfahren 126
Krankheitsverlauf 99
Kreativität 79

L
Lebensumfeld 27

M
Medikamente 113, 128
– Abhängigkeit 116
– Antidepressiva 114
– Atypische Antipsychotika 117
– Benzodiazepine 117
– Beruhigungsmittel
Siehe Benzodiazepine

- Monoaminooxidasehemmer 115
- Nebenwirkungen 113f.
- Noradrenerges und spezifisch serotonerges Antidepressivum 114
- Pflanzliche Präparate 115
- Selektive Serotonin-Wiederaufnahmehemmer 114
- Selektiver Noradrenalin-Dopamin-Wiederaufnahmehemmer 115
- Serotonin-Noradrenalin-Wiederaufnahmehemmer 114
- Stimmungsstabilisierer 117
- Trizyklische Antidepressiva 115

N
Nein sagen 72
- Hindernisse 73
- Praktische Umsetzung 75
- Vorteile 74
Netzwerke 102, 139
- Deutsche Depressions-Liga e. V. 102, 139
- Deutsches Bündnis gegen Depression e. V. 102, 139
- Stiftung Deutsche Depressionshilfe 102, 139
Neurotransmitter 33

P
Pharmakotherapie 113
Placeboeffekt 133
Positive Aktivitäten 47, 50, 78
Professionelle Hilfe 111
Psychoanalyse 120

Psychosoziale Beeinträchtigungen 112
Psychotherapeut 123
Psychotherapie 34, 38, 118, 128
- Ablauf 127
- Anmeldung 124
- Beantragung 126
- Ziele 127

R
Rollenspiel 76f.
Rückzug 17, 36, 41, 107, 127

S
Schematherapie 122
Schritte zur Selbsthilfe 10
Schrittweise Aufgabenbearbeitung 64
Schwäche 28
Selbstbeobachtung 39
Selbstbeurteilung 21
Selbstbewusstsein 75
Selbstfürsorgeprotokoll 97
Selbsthilfegruppen 102, 139
- NAKOS 103, 139
Selbstmordgedanken *Siehe* Suizidalität
Selbstwert 88
- Erfolgstagebuch 93
- Selbstfürsorge 95
- Stärken entdecken 89
- Zwischenziele setzen 92
Stimmungsschwankungen
- behandlungsbedürftige 18
- normale 18
Stress 33, 35, 37
Suizidalität 108, 113
Symptome 15
- Emotionale Beschwerden 15

- Konitive Beschwerden 16
- Körperliche Beschwerden 16
- Motivationale Beschwerden 16
- Motorische Beschwerden 16
- Psychotisches Erleben 17
- Zwischenmenschliche Beschwerden 17

T
Tagespläne
- Siehe Wochenpläne 41
Tagesstruktur 50, 78
Teufelskreis der Depression 37, 41
Tiefenpsychologisch fundierte Therapie 121
Trauer 19

U
Überforderung 63, 78
Ursachen einer Depression 31
- Aufrechterhaltende Faktoren 36
- Auslöser 35
- Risikofaktoren 32

V
Verhalten 40, 78
Vorbeugung 98

W
Wahnideen *Siehe* Psychotisches Erleben
Wochenpläne 41, 50, 72
Wunderheiler 133

Z
Zuwendung 79